JN083327

全知全能の
“幸運の神様”
tikiが教える

脳科学で、ふわっと「なりたい自分」になる方法

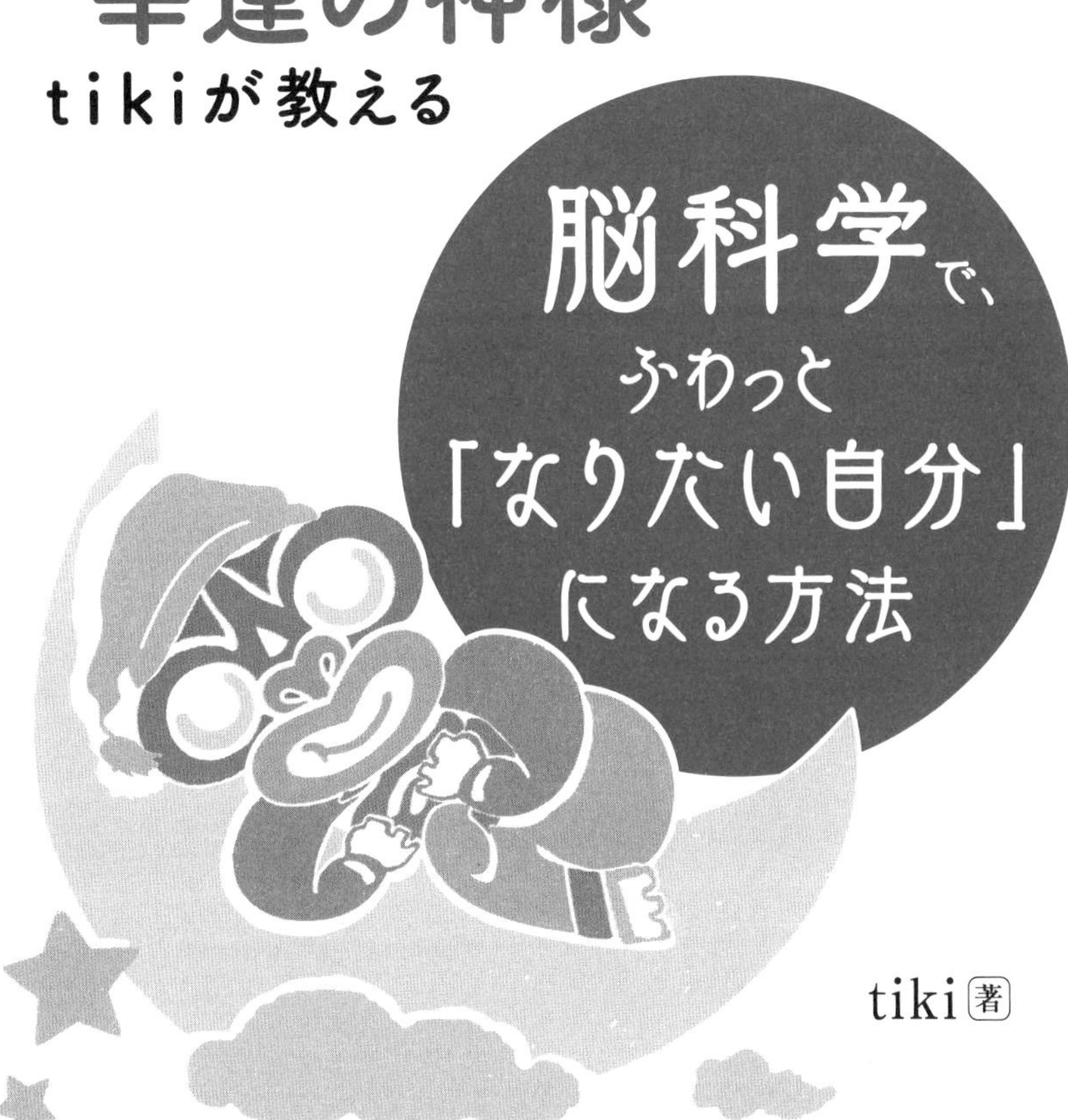

tiki 著

大和出版

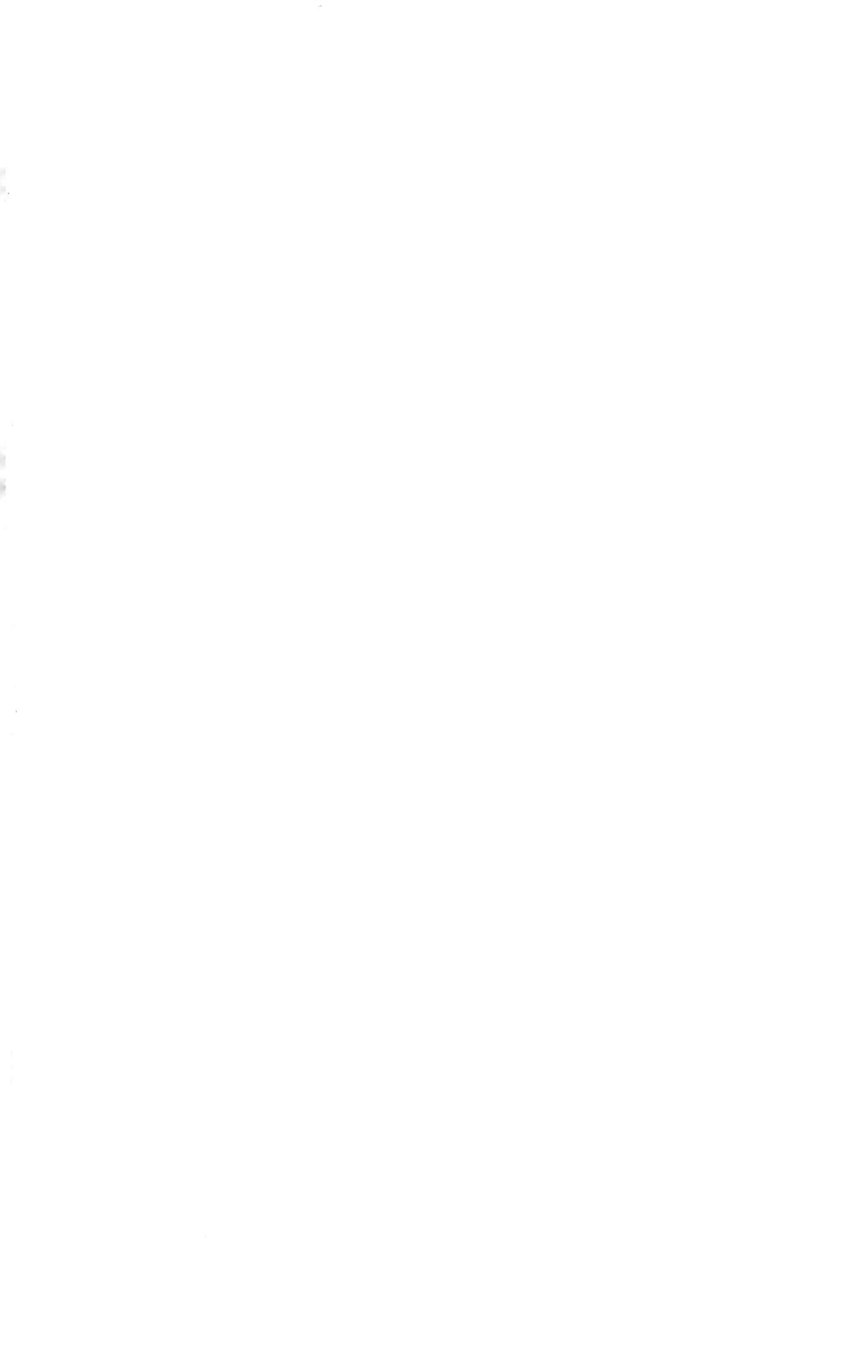

はじめに

ほんのちょっと脳の使い方を変えるだけで、100%理想の自分になれる！

「なんで人間って、こんな大事なことも知らんのかな〜？」

あっ、ワシ？　ワシはｔｉｋｉ（ティキ）や。

キミらがゆうところの「幸運の神」やねん。

でもな〜、キミら、「幸運の神」を勘違いしてんねん。

「神様にお願いしたら夢が叶う」思うてるやん？

そんな困ったときだけお願いされてもな〜。

せやから、自分が自分で願いを叶えられる、簡単なコツを教えたるわ。

脳がすべてを司ってるってことはなんとなく知っていても、脳を変えへん限り、何も変わらんということまで、知っている人は少ないんちゃうかな。

「脳がすべてを司ってるやん？　脳を変えん限り、変わらんのは明白やん」

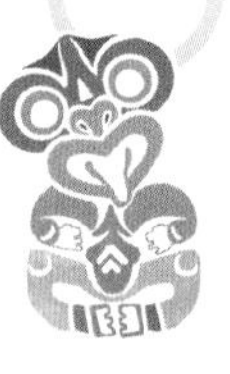

脳はな、視覚・聴覚などの「感覚」をはじめ、記憶・学習・予測・思考・言語……すべてをコントロールしてんねん。

せやのに、「脳がどれだけ大切か」って家でも学校でも教わらんやろ？

「脳を正しく活用できれば、やりたいことがぜーんぶやれて、自由になれて、最高なのにな〜」

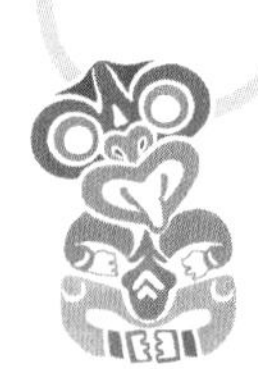

世界的な有名人になりたいとか、大金持ちになりたいとか、大それたことを望んでいるわけじゃない。ただ、「なりたい」と思う通りの自分になる、それだけでいいのに……。

雲の上から人間界を覗いてたら、こんな声がいーっぱい聞こえてきてん。

せやから、いっちょ面倒みたろかな〜て。

「あんな、脳を理解して、無意識の力を正しく活用できたら、願いは叶うねん」

無意識ってな、すごいねん。普段、心臓を動かそうとして動かしてへんやん？

歩くとき、「右足出して、次は左足」って意識せーへんやん？

そうゆうことやねん。

脳はめっちゃ忙しいから、「無意識」の力を使わな、やってられへんねん。


で、ここが大事やから、ちゃんと聞いてくれる？

「無意識」に〝正しく〟働いてもらうために必要なのが「思考」なんや！

例えばな、「憧れの仕事に就きたい」という気持ちがあっても、無意識のうちに「私には無理だろう」って思うてると、その通りになんねん。

せやから、大切なんが、ちょっとした「思考」の仕方やねん。

どのように「思考」をして、「無意識」をどう活用するんか……。

これはすべて、脳に関わることや。

それが、この本で伝授したい、ふわっと人生を好転させる「脳科学」ちゅうわけや！

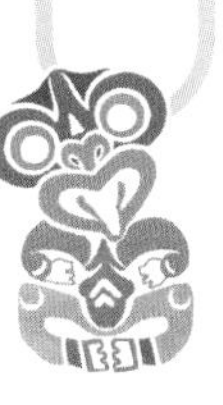

「今の自分を変えたい！」「理想の未来を叶えたい！」「もっと豊かで自由に過ごしたい！」

そう思うてるなら、ページをめくってみ？

そして、ワシの教えをひとつずつ実践してみることや！　世の中の景色が変わんで～。

どんな自分になりたいんや？

ワシのゆうこと聞いとけば、きっとなりたい自分になれんで～。

ワシはなぜか関西弁やねんけど、これは関西に行ったときみんな楽しそうにしてたから
気に入って使ってんねん。

tiki

「まずは、騙されたと思うてやってみ～！」

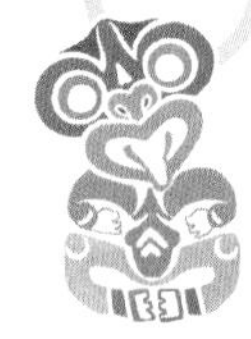

脳科学で、ふわっと「なりたい自分」になる方法　目次

第2章

良くも悪くも、人は「思考」通りの人間になる
――〝行く手を阻む思い込み〟の捨て方

第3章

「思考」ひとつで、人づきあいが豊かなものに変わる
――〝幸せな人間関係〟の築き方

第4章 こんな「思考」で、幸運だらけの毎日を引き寄せる ――〝いい流れ〟の選び方

第5章

望む人生は、「思考」で手に入れる
——〝思い描いた通りの未来〟の叶え方

デザイン　鈴木大輔・江﨑輝海（ソウルデザイン）
本文DTP　白石知美・安田浩也（システムタンク）
本文イラスト　YUE11

この本の使い方

この本は、tikiの名言をもとに、脳科学の解説をまとめています。

「脳科学」というと難しく聞こえるかもしれませんが、そこは能天気な神様・tikiですから、シンプルでわかりやすい言葉で話してくれています。

道に迷ったとき、つまずいたときに、ページをめくってみてください。

きっと今のあなたにとってのヒントが見つかります。

あなたのなりたいあなたになるために、tikiの言葉を聞いてみてください。

プロローグ

謎の神様“tiki”って何者？

——人生が思った通りになる理由

そもそも、脳科学って、どんなもの？

ワシな、一人でも多くの人に幸せになってほしいねん。
そのために「脳科学」を広めたいんや。

みーんな、人生が変わった！

あいつらワシの教え子なんやけど、見てみ？　毎日楽しそうやろ？
仕事も遊びも収入も、ぜーんぶ充実してるやん？
でもな、以前のあいつらはこんなんだったんやで？

人の目が気になって仕方がなくて、友達から言われた些細な一言をずっと引きずったり、過去の失敗をいつまでも思い返して悔やんだり、漠然とした将来への不安をいつも抱えていたり……。

あいつらなりにがんばってるのにうまくいかんくて、人生がつまらなく感じたり、周囲のヤツらとの関係がぎくしゃくしたり……。

でもな、ワシが「脳科学」を教えたら、みんな人生が１８０度変わってん。夢だった仕事についたヤツ、毎日が楽しくなったヤツ、物事の見方がポジティブになったヤツ……。

脳は人のすべてを司る場所や。人は、脳の指令によって動いてんねん。そしたら、脳を理解して、上手くコントロールできたら、キミも変わっていくと思わん？

もう、がんばらなくていい

仕事でも恋愛でもダイエットでも、何かを成し遂げたいとき、キミらは努力してきたやん？

猛勉強をしたり、可愛い自分を演じたり、お菓子を食べないようにしたり……。

で、がんばればがんばるほど、疲れて、挫折してまうんや。

これを繰り返すと、「どうせがんばっても仕方ない」てあきらめの気持ちが生まれてくんねん。


ええか？　めっちゃ大切なことゆうで？

「がんばればいい」なんて、誰でもわかってるやん？

大事なんは、「なんでがんばれへんのか」ちゃうの？

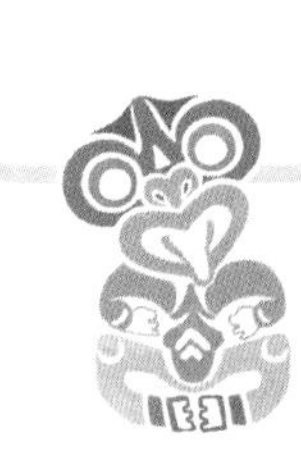

「お菓子を我慢すれば痩せる」なんて、誰でもわかってんねん。

でも、それがどうしてもできひん。問題はそこや！

お菓子を食べてまうのは、キミの意志が弱いからやないねん。

脳がそういう仕組みになってんねん。


せやから、もう自分を責める必要はないで？「我慢しよう」とがんばらなくてええねん。

がんばらなくても、自然となりたい自分に近づいていく……。

脳科学てこんな感じやねん。


「なりたい自分になる」ってどういうこと？

すべては思考から始まり、思考で終わるんや

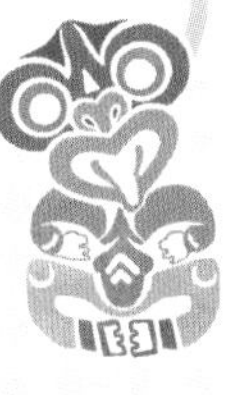

脳科学の本質は、「人は、思った通りの人になる」や。

「私はネガティブだ」て思うてたらネガティブになるし、「私はポジティブだ」と思てればポジティブになんねん。

これは、科学的に証明されてんやで〜。

この「脳の仕組み」を活用すれば、「なりたい自分になる」てそんなに難しいことちゃうねん。

ただな、そのためには、「なりたい自分」を本気で考える必要があんねん。

どんな生活がしたいか、どこに住みたいか、どんなふうに毎日を送りたいか……。

本気で実現したいことを、本気で考えることや！

それができさえすれば、必ず叶えることができんで〜。

第1章

いつも 自分らしくいられる人は、「思考」がポジティブ

——“ネガティブな気持ち”の消し去り方

人が落ち込んだりするんは
〝思い込み〟が原因や。でな、
その〝思い込み〟、ほとんど間違うてるよ?

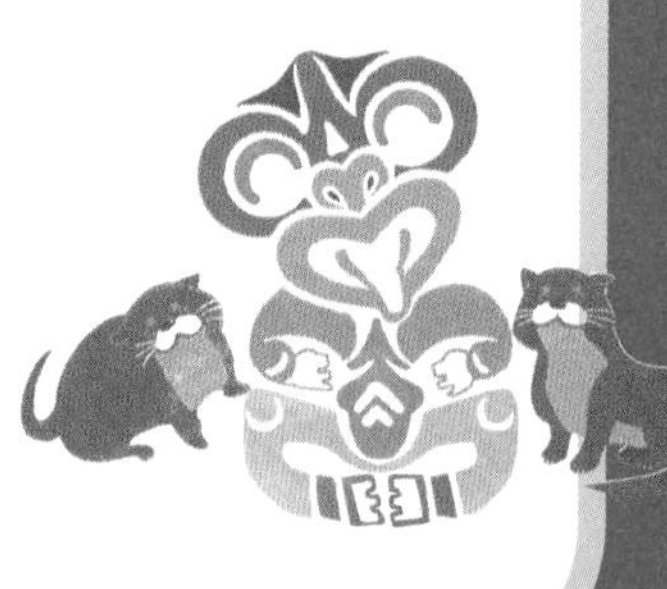

最近、「他人を自分と比べてしまって落ち込む」という人が増えているようです。

例えばSNSで、
あの人は高級なバッグを持っている。

あの人はいつも旅行をしている。

あの人は素敵な人たちに囲まれている。

――それに比べて私は……、と。

でも、**よーく考えてみてください。**

本当に、落ち込む必要なんてあるんでしょうか？

本当に、あの人が持っているバッグ、ほしいですか？

本当は、旅行に行くより、家にいるのが好きなときもあるのではないでしょうか？

本当は、たくさんの知り合いではなく、気の合う友達が数人いれば満足できるのではないでしょうか？


どうでしょうか？　実は落ち込むことなんてなかったんじゃないでしょうか？

「お金持ちは幸せ」

「友達がたくさんいたほうがいい」

「いい大学へ行くべき」

など、私たちの頭の中にはいつの間にか「常識」がすり込まれています。

でも、常識というのは、時代や場所が変われば、変わっていくものです。

日本の常識が海外では非常識……というのはよく知られていますよね。


あなたが気にするべきなのは、あなた自身の考えです。

お金さえあれば幸せなのか、本当にたくさん友達がほしいのか、評判のいい大学へ進みたいのか……。


誰かの言う常識は忘れてください。

大切なのは、自分が納得する「自分基準」を持つこと。

誰かのことを羨ましく思ったり、「いいなぁ」と妬みの気持ちが生まれたりしてしまう……。

それは人として自然なことです。

明日から急にやめることは難しいかもしれません。

でも、それも練習です。

誰かに「いいなぁ」と思ったら、自分自身に「本当にそう思ってる？」と問いかけてみる。

それを繰り返すだけで、少しずつあなた自身の価値観を取り戻せるはずです。

世間の常識とあなたの常識は、違っていて当たり前なのですから。

POINT

常識という〝思い込み〟をはずしてみる

〝やりたいこと〟より、
〝やらんこと〟や。
まずはやりたくないことをやめてみ。

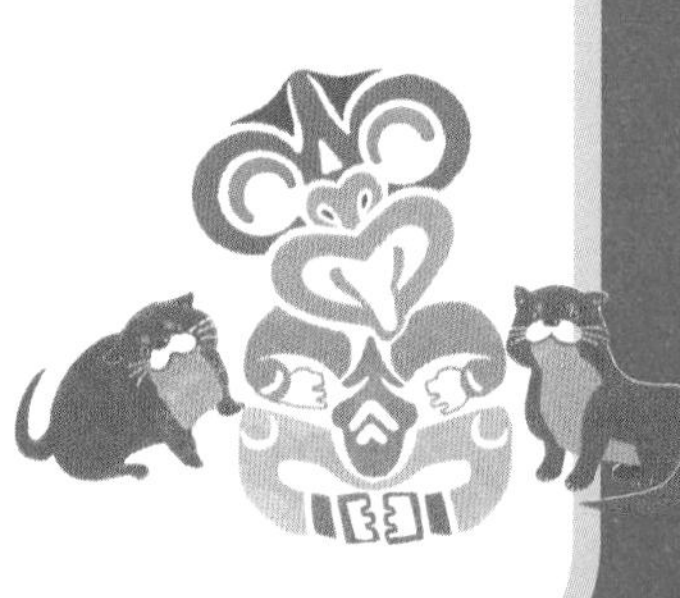

「『やりたいこと』を探すべきだ！」という風潮がある一方で、多くの人が「やりたいことがありません」「やりたいことの見つけ方がわかりません」といったことに悩んでいます。

でも、見つからないのに「やりたいこと」を無理やり探す必要はありません。

それなら、逆から考えてみましょう。

あなたの「やりたくないこと」は、なんですか？

こちらのほうがパッと思い浮かぶのではないでしょうか。

満員電車に乗るのがイヤ。

たくさんの人と接するのがイヤ。

書類仕事がイヤ……。

本当にイヤなことなら、我慢して続ける必要はありません。

「どうやったらやめられるか」を考えてみましょう。

満員電車が本当にイヤなら、やめる方法はいろいろあります。

通勤時間をずらしてもらう。

会社の近くに引っ越す。

通勤する必要のないフリーランスになる。

書類仕事がイヤなら、それもいろいろな方法が考えられます。

そういう仕事がない部署へ異動させてもらう。

その仕事だけ、ほかの人に頼む。


「イヤだなぁ」と思っているなら、本気でやめてみましょう。

いくらでも選択肢があるんです。

イヤなことをひとつやめていくたびに、ストレスが減っていきますよ。

そして、当たり前ではありますが、やりたくないことをやめていくと、残ったものがあなたの好きなこと、やりたいことになります。

「やりたいことって、なんだろう？」と悩み続けるより、やりたくないことを消していったほうが手っ取り早いと思いませんか？

やりたいことを見つけたいのなら、まずはやりたくないことを考えていくことが近道です。

やりたいことを見つけられる上に、ストレスもなくなるなんて、一石二鳥です。

さあ、今からさっそく、手帳やノートに「やりたくないことリスト」を書き出してみましょう。

何から、どうやって消していきますか？

POINT

やりたいことは「やりたくないこと」に隠れている

03

過去なんてものは、消すことができる

〝過去〟なんて存在しないんやで。
過去は自分の中にしかないんや。
そんなことより目の前のことに集中や！

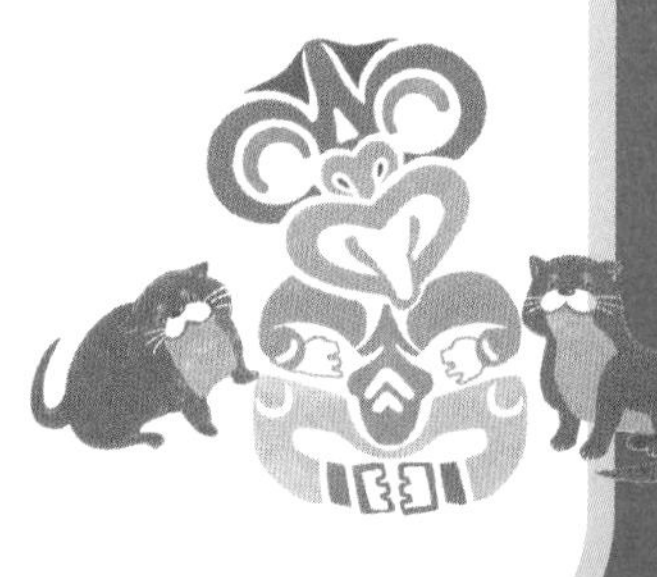

過去の失敗や、投げかけられた言葉をいつまでも忘れられず、ことあるごとに思い返している……。心当たりはありませんか？

さて、過去はどこにあるんでしょうか？――実は、あなたの心の中です。

イヤだったこと、つらかったこと、ひどい言葉。どんなことも、あなたの心の中にしかありません。

そう、あなたの心ひとつで、過去を消してしまうことだってできるんです。

記憶はあなただけのもの。思い出すたびに脚色している可能性もあります。

本当かどうかもわからない過去に、とらわれる必要があるでしょうか？

過去を振り返って赤面したりイライラしたりするなんて、自分の心をナイフでぐさぐさ刺しているようなもの。少しずつ過去から離れましょう。

POINT

過去は自分がつくり出したものにすぎない

人生は映画や。
そう思うてたら、
なんでも乗り切れる気がせーへん?

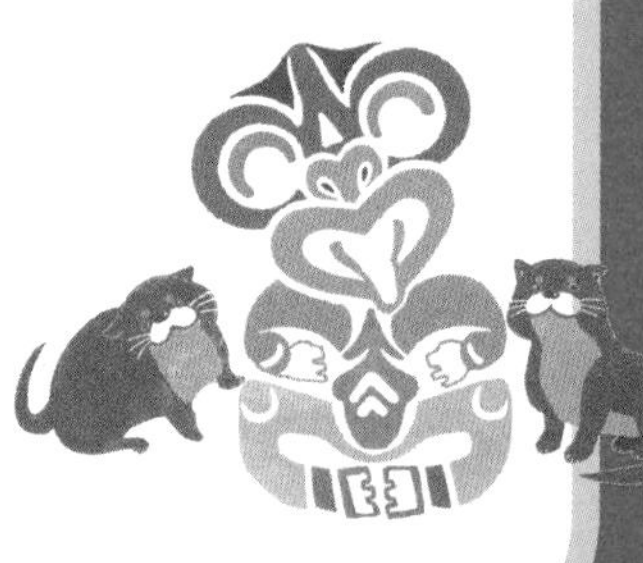

見上げるほどの大きな壁が立ちはだかって、それをどうにか乗り越えようともがいて、その先に素晴らしい宝物が待っている……。

そんなふうにアップダウンがあるから、映画は面白いんです。

人生も同じではないでしょうか。

今日と同じ日が、この先50年続くとしたら……、退屈しませんか？

「あのときは苦しかったけど、そのおかげで今があるんだ」

「こんなに報われるなんて、がんばってよかった」

一度はそんな経験があるはず。あなたも、脚本家になってみてください。

「ここから最高のクライマックスになるストーリーは、なんだろう？」

人生は映画です。ピンチの次は、必ず上り調子になっていいことがありますよ。

POINT

映画も人生も、波乱万丈だから面白い

05

〝今〟を生きるのって、
結構難しいんやで。
瞑想ってその練習やねん。

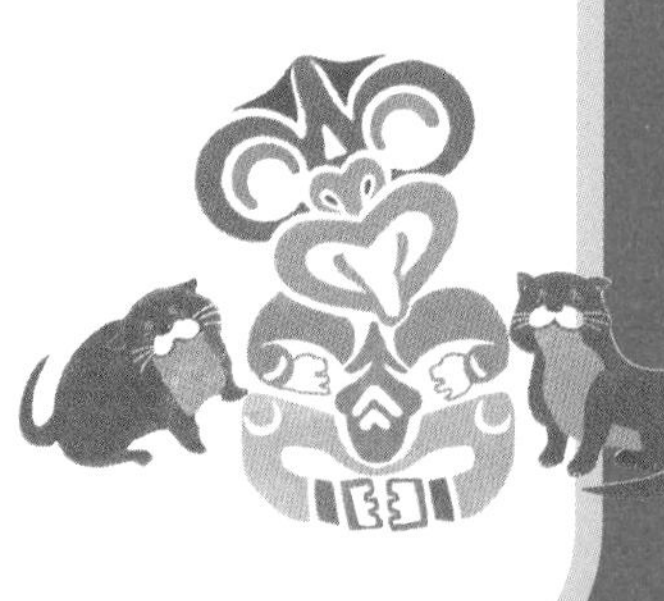

人の悩みは、「過去」と「未来」から来ています。

過去の失敗を悔やむこと、未来への不安を覚えること……これは、「今」に集中できていないから生まれるんです。


例えば、ぼうっとテレビを眺めているときも、脳はいろいろなことを考えています。

「夜ごはん、何食べよう……（未来）」

「あの一言、余計だったかなぁ（過去）」

「明日のプレゼン、緊張するなあ……（未来）」

本当にぼうっとしている瞬間や、「今」に集中している瞬間って、実はほとんどないんです。


では、「今」に集中できないと、どうなってしまうんでしょうか。

目の前にある大切な瞬間をたくさん逃してしまいます。

過去は変えられないですし、未来のことはわかりません。

過去や未来の「考えても仕方がないこと」にとらわれているうちに、人生の楽しみを失っているかもしれないんです。

将来の不安にばかり目がいって、目の前にある綺麗な景色を楽しめない……。

それでは悲しくないですか？

だから、「今」に集中するために、瞑想が必要なんです。

瞑想には、いろいろな方法がありますが、ここでは王道の「呼吸瞑想」（呼吸を使った瞑想）を簡単に紹介します。

①リラックスした姿勢で、目を軽く閉じる
②「お尻と椅子」「足と地面」など、身体の感覚を意識する
③呼吸を数えたり、鼻を通る空気を感じたりと、呼吸を意識する
④雑念が湧いてきても、気にせず③に戻る

瞑想の本質は、「今」に集中することです。

過去でも未来でもなく、「今」だけを見ることは、慣れるまでかなり難しいもの。

心配事や悩みがふっと浮かんでくるでしょう。

そこをぐっと戻すときに、心が鍛えられます。

瞑想を続けると、脳の構造が変わり、たくさんのいいことがあると研究でわかっています。

集中力や記憶力が上がる、ストレスを感じることが減るなど、やらない理由がありません。

瞑想で「今」に集中する練習をして、幸せをたくさん見つけられる人になりましょう。

POINT

悩みや不安は、瞑想で取り去ることができる

06

変わりたいなら、環境を選ぶ

ネガティブなことからはとにかく逃げや！脳は触れる回数が多い情報を、本物と思うで？

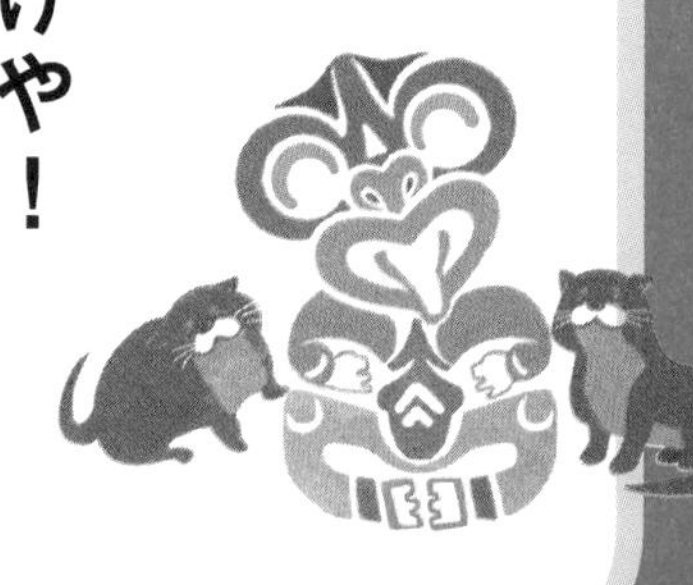

いつも愚痴ばかりの人、自慢をしてくる人、とにかく頭ごなしに否定する人。

こんな人が周りにいたら、とにかく逃げましょう。

物理的に離れられないのなら、真剣に聞かずに聞き流すようにしてください。

人は自然と周りに同調するもの。ネガティブなことを言う人の周りには、ネガティブな人が集まってきてしまいます。

だから、自分の可能性を高めたかったら環境を変えるのが一番です。

愚痴ではなく前向きな話をする人や、相手のいいところを素直に認められる人に囲まれていれば、自然とあなたも同じようにポジティブになります。

これはニュースや情報も同じです。

自信がないときは特に、ネガティブな人やモノから離れるようにしてください。

POINT

周りにポジティブを集めて自分の可能性を高める

07

どの道も正解！

何を選んだって正解や。
選んだもんを正解にするか不正解にするかは、
自分次第やで。

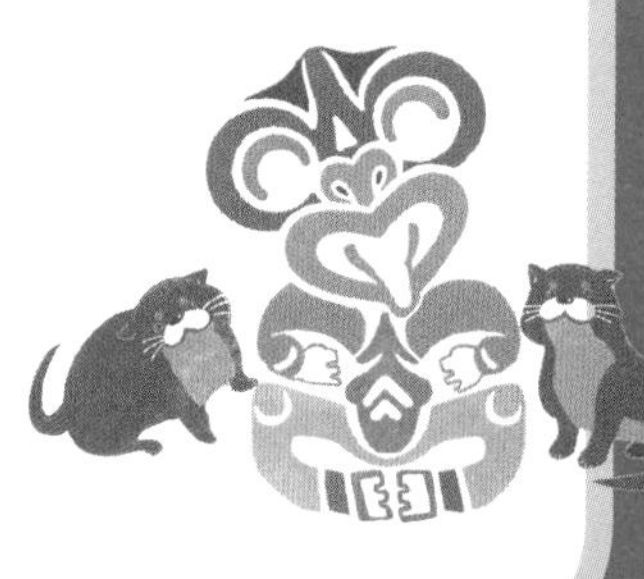

このまま、この仕事を続けていていいんだろうか……。

この人と付き合っていていいんだろうか……。

地元に帰ったほうがいいんだろうか……。

いろいろな人生の転機があって、迷うことがあると思います。

でも大丈夫。

何を選んでも正解です。


仕事を続けるべきか？

真剣に考えて出した結論なら、それが今のあなたの正解です。

たとえ、1年後にクビになったとしても、です。

「あのとき、辞めておけばよかった」なんて悔やむ必要はありません。

あなたにとって必要な1年だったんです。

1年で得たスキルや実績、出会った人、何かしらが今後のあなたに役立っていくはずです。

数学のように、正解・不正解がハッキリしているものもありますが、人生のほとんどはそうではありません。

どの道が正解で、どの道が不正解なのかは、誰にもわかりません。

だから、「この道が正解だ」とただ信じていてください。

そうすれば、脳が勝手に正解にしてくれます。

転職も恋人との別れも、見方によってメリットもデメリットもあるでしょう。

だから、大切なのはあなたがどちらの面を見ているかなんです。

「私が選ぶ道はいつも正解」だと信じていれば、いつだって自然といい面を見るようになります。

もちろん逆も同じです。

そんなに悩まなくていいですよ。

覚えていてくださいね。
あなたが選んだ道は、どんな道でも大正解です。
AとB、どちらの道を選んでもいいんです。
あなたがすべきことは、「この選択は正しい」と信じること。
そして、「これでよかったんだろうか」「あっちの道のほうがよかったんじゃないか」
なんてクヨクヨ考えずに、〝今を生きる〟ことです。
過去はもう変えられません。
いかにもしようもないことで悩むより、目の前の〝今〟を大切に。

POINT

進むのも後戻りもやめるのも、最後には必ず正解になる

人間って不思議やな〜。
なんでわざわざ自分で自分を責めんの？
自分を褒めれば「できる自分」になんのに。

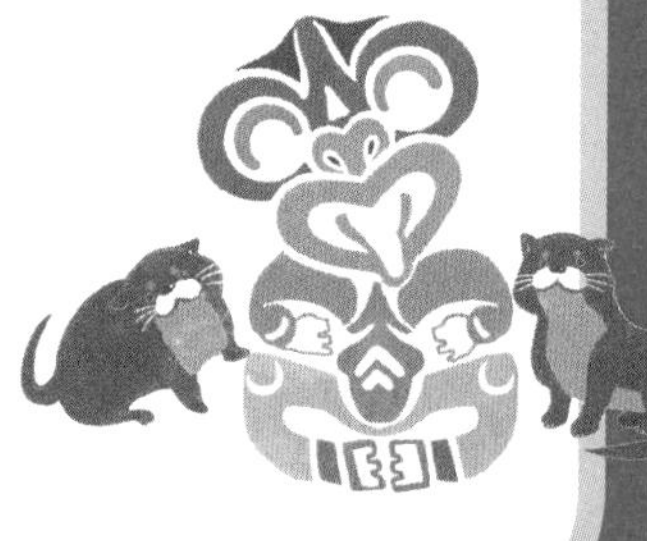

「ああ、私ってダメだなあ……」「もっとがんばれたはずなのに……」

こんなふうに自分で自分を責めるのは、禁止です!

あなたがそんなに責めなくても、必要なら他人から責められます。

だから自分くらいは、褒めてあげてください。

今日1日生き抜いただけでも、あなたはエライ!

もし自分を責めたくなったら、代わりに、t・i・k・iのこの言葉をどうぞ。

「どんまい、どんまい」

「ナイスチャレンジ」

「まあ、しゃーないな」

心が軽くなりますよ。

POINT

「自分はよくやった!」という思考に切り替える

闇があるから光が生まれるんや。
それが自然の摂理なんやで。
朝は必ず来んねん。

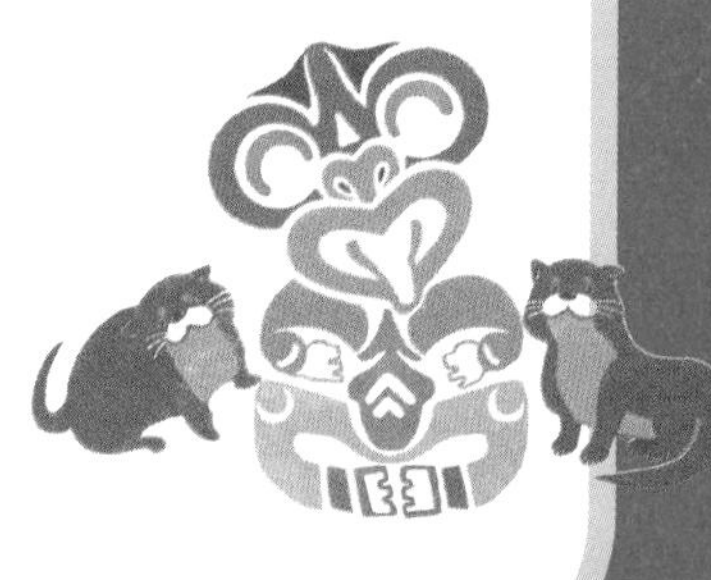

世の中が真っ暗だったら、「光」という概念は生まれません。
毎日ずっと雨だったら、「晴れ」という概念は生まれません。
コインの裏表と同じで、どちらか一方では成立しないんです。
闇があるから、光が生まれる。
夜があるから、朝が来る。
悲しみがあるから、喜びがある。
世の中は、「楽しい」「うれしい」だけでは成り立ちません。
そして、「悲しい」「つらい」だけでも成り立ちません。
だから、明けない夜がないように、終わりのない悲しみやつらさもありません。
どん底だと思っても、時が経てば必ず楽しさやうれしさがやってくるんです。

POINT

どんなにつらい夜も、必ず明ける

10

「3：7の法則」でアウトプット

キミ、勘違いしてんで？
学ぶってアウトプットまでがセットや。
人に伝えるから理解が深まるんや。

何かを勉強したいと思ったら、まず本を読む人が多いのではないでしょうか。

そのときに意識してほしいのが、「3：7の法則」です。

これはインプットとアウトプットの黄金比率。

インプットより、アウトプットのほうが大切なんです。

人に何かを教えたことで、自分にとってもより理解が深まった……という経験はありませんか？

「人に伝える」という前提があると、自然と「どこが大切なのか」を意識して、脳が情報を集めてくれるんです。

だから、勉強するときはアウトプットもセットで。

読んだ本の内容を、人に話すだけでいいんです。ぐっと学びが深まりますよ。

POINT

勉強にはアウトプットが欠かせない

11

許せない人を、それでも許す

勘違いしてる人が多いんやけど……、
人を許すって、
自分を許すことやねんで。

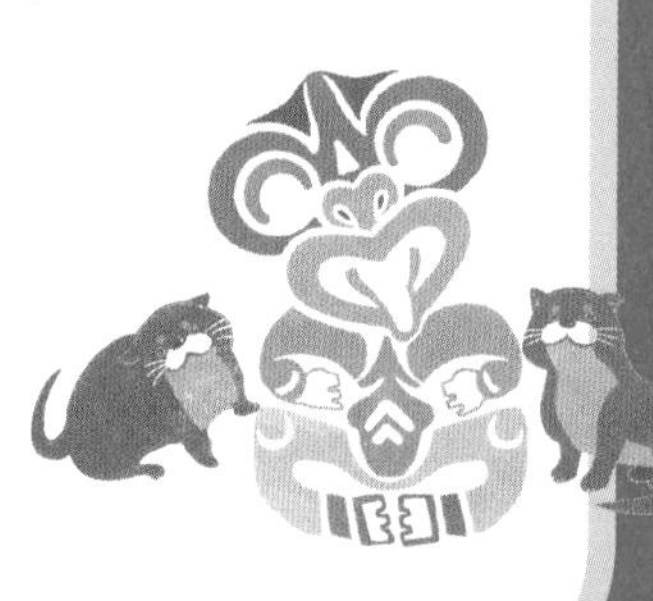

とてもひどいことをされて、何度思い出しても怒りが湧いてくる……。

それでも、相手を許してみてください。

難しいと思いますか？

でも、「許す」って、相手は関係ないんです。「許す」のは、あなたのため。

「許す」とは、相手にされたことを正当化するわけでも、相手を受け入れて、無理に仲を修復することでもありません。

ただ「怒り」という感情を、自分から手放すことです。

「怒り」は、とてもネガティブな感情です。

ネガティブなものはすべて切り離して、「今」と「自分」に集中しましょう。

そうするだけで、すっと肩の力が抜けるような思いがするはずです。

POINT

「許す」ことに相手は関係ない

12

行動するから感情がついてくる

順序が逆やで。
楽しいから笑うんやない。
笑うから楽しくなるんやで〜。

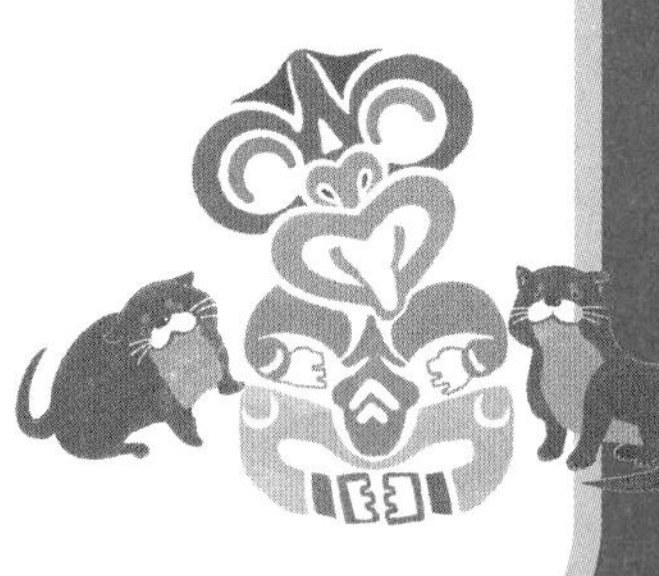

「やる気があるから行動する」「自信がないからやめる」「楽しいから笑う」
……これらはすべて逆です。

人間は、

「行動するからやる気が出る」「やめるから自信がなくなる」「笑うから楽しくなる」

という生き物なんです。

試しに、笑顔で、「ムカつく」「もうイヤだ……」などとネガティブなことを言ってみてください。

顔が引きつってしまって、かなり難しいのではないでしょうか。

人は表面的な行動に引っ張られる生き物。

動いてしまえば、その行動の理由づけをするためにやる気が湧いてくるし、逃げ出すと、その行動を正当化するために「怖い」「不安」という感情を抱きます。

このように、順序が逆なんです。

この順序を間違えると、物事がうまくいきません。

そして、一番大切な順序は「自己イメージ→行動」です。

「ネガティブな出来事が起きた→ネガティブな人になる」のではありません。

「私はネガティブな人間だ」という自己イメージを持っているから、ネガティブな物事が集まってくるんです。


ですから、自分を変えたかったら、自己イメージを変えましょう。

試しに、「私はポジティブな人間だ」と毎朝唱えてみてください。

その言葉に引っ張られて、ポジティブな物事が集まってくるようになりますよ。

言葉があるから行動があるんです。1カ月続けたら、間違いなく変化があります。

騙されたと思って、やってみてくださいね。

POINT

挑戦する、笑顔になる——そこから物事が変わり始める

第 2 章

良くも悪くも、人は「思考」通りの人間になる

——“行く手を阻む思い込み”の捨て方

13

毎日は無意識でできている

人の行動の９割は〝無意識〟なんや。
無意識を制するもんは
人生を制するっちゅうことや。

私たちは、毎日を「意識して」過ごしていると思っていますよね。

でも実は、「無意識で」していることがとても多いんです。

なんと、人の行動の95％は無意識のうちのものだと言われています。

例えば、「歩く」「歯を磨く」「自転車に乗る」。

これって、「よし、やるぞ！」と「意識して」やるものではありませんよね。

「右足を出したから、次は左足を出して……」といちいち考えていては、歩くだけでヘトヘトです。

これも脳の仕組みです。

なるべく省エネで生きられるよう、慣れた行動はどんどん無意識のうちでできるようになっているんです。

POINT

人はほぼ無意識で行動している

〝意識して〟がんばるんは無理があんねん。
人間の意志なんて、
そんなに強いもんちゃうで。

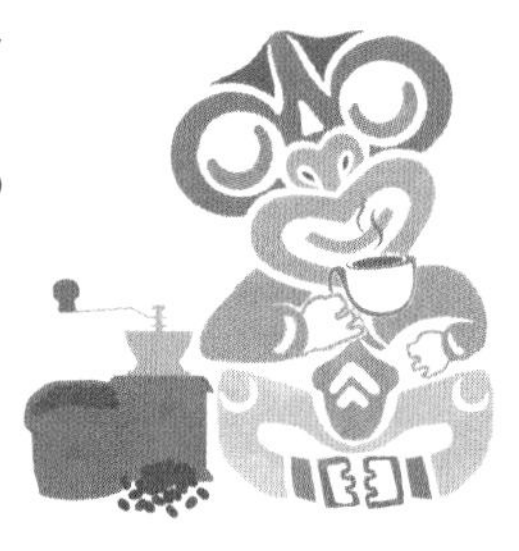

早起き、ダイエット、貯金……。

決意して何かを始めてもすぐに三日坊主になってしまって、「どうしてこんなに意志が弱いんだろう……」と自己嫌悪になったことはありませんか？

それは当たり前のこと。

あなただけではありません。

人が意志の力で何かをしようとしても、成功確率は50％と言われています。

つまり、ダイエット中にケーキを勧められて、断れるかどうかは半々の確率。

つい食べてしまうのは、当たり前なんです。

意志の力が頼りにならないなら、どうするか？

――無意識の力を借りましょう。

POINT

ついつい誘惑に負けてしまうなら、無意識に頼ろう

無意識の力ってすごいんやで。
良くも悪くも、人は自分の持ってる
イメージ通りになんねん。

〝意識〟して、「お菓子を食べるのはやめよう」と決意しても、必ず失敗します。

だから「無意識」を活用しましょう、とお伝えしました。

なので、まずすべきなのは、自分の中の「無意識」を変えることです。

人は、自分に対するイメージがあって、それに基づいて行動しています。

「あなたは何をやってもダメね」と両親に言われ続けた子どもは、「自分はダメな人なんだ」と刷り込まれてしまいます。

すると、「ダメな自分」に基づいた行動を取ったまま、大人になってしまうんです。

早起きよりは寝坊、貯金よりは浪費など、自然とそういう行動になります。

まずは、自分に対してどんなイメージを持っているのかを自覚して、それを変えていくことです。

POINT

「面倒くさがり」「怠け者」……どんなイメージがある?

16

脳は省エネがお好き

脳は怠け者やねん。
せやから無意識に働いてもらってるんや。
無意識だけでは全然結果が出されへんねん。

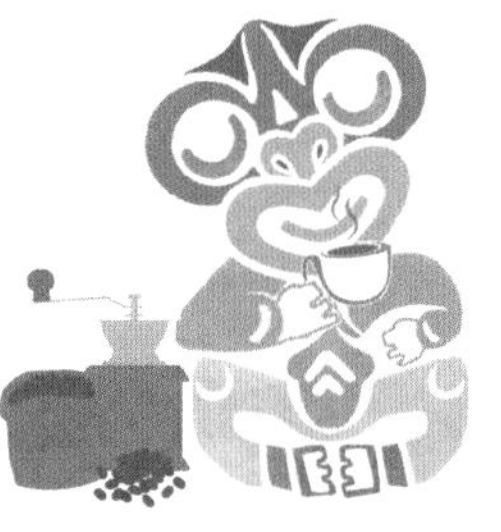

脳は全身の司令塔です。だからやることがたくさんあって忙しい。血液を送って、筋肉を動かして、ホルモンを出して……。なので、可能な限り、省エネしようとします。それが無意識の働きです。

歩いたり歯磨きをしたりするのがラクなように、無意識の働きの通りに生きるのはとてもラクです。なぜなら「今までと同じ」だからです。

「目標をクリアしたい！」と「意識」しても、9割を「無意識」に支配されている以上、どうしても無理があります。

そもそも、ラクなほうへ流されてしまうのは、人間の本能です。「こんなこともできないなんて……」と落ち込むのではなく、無意識を、つまり脳を活用して、なりたい自分になりましょう。

POINT

ラクなほうに流されない自分になる

脳って結構アホやねん。
現実と妄想の区別がつかんねん。
だからイメージの力は絶大やねん。

全身を司るすごい働きを持った脳ですが、実はおバカな一面もあります。

そのひとつが、「現実と妄想の区別がつかない」ということ。

レモンをかじったところを想像してみてください。

……思わず唾が出てきませんでしたか？

本当に食べたわけではないのに、あなたの「妄想」に脳が反応して、身体に唾液を出させたんです。

これって、よく考えてみると、すごいことだと思いませんか？

こうした脳の習性を活用するのが脳科学なんです。

難しいと思いますか？

でも、仕組みはシンプル。そんなに難しいことではありません。

POINT

今どんな状態でも「うまくいく」「できる」と騙せばいい

18

周りから見て、あなたはどんな人？

人間はな、自己イメージ通りになんねん。
人生を変えたきゃ、
自己イメージを変えることや！

人は誰でも、「自己イメージ」を持っています。

晴れ女・雨男
ネガティブ・ポジティブ
几帳面・ルーズ……。

あなたはどんな自己イメージを持っていますか？

自分で思い浮かばないときは、「私って、どんなイメージがある？」と周りの人に聞いてみるのもいいですね。

大人っぽい、無邪気、努力家など、意外な言葉が出てくるかもしれません。

そのイメージが良いものであれ悪いものであれ、知らず知らずのうちに、あなたが自分のことをそうイメージしているから、現実のあなたもそうなっているんです。

POINT

自己イメージで人はいかようにも変わる

今の自分をつくってんのは、
周りからの影響ではなく、自分や。
まずはそれをしっかり理解せぃ。

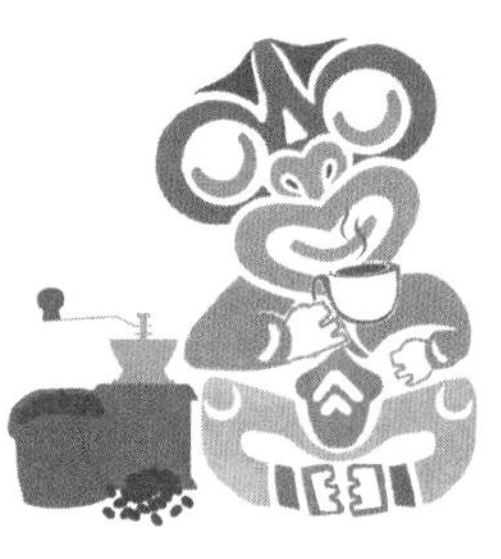

私たちは、「まず現実があって、イメージが生まれる」と思いがちですが、それは逆です。

×「うまくいかない自分がいる」→「うまくいかないという自己イメージ」

○「うまくいかないという自己イメージ」→「うまくいかない自分がいる」

52ページにもありますが、順序が逆なんです。

前にもお伝えしたように、今の自分をつくっているのは、誰かの考え方や、親の影響ではなく、ほかでもないあなた自身。

つまり、あなた自身のイメージです。

まずはそれを認めましょう。

認めることではじめて、変わるための行動ができます。

POINT

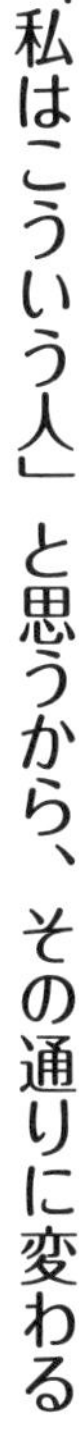

「私はこういう人」と思うから、その通りに変わる

〝今のまんま〟って、
コンフォートゾーンちゅうて、めっちゃラクやねん。
だから人が変わるのって難しいんよな〜。

早起きやダイエットが続かないのは、脳が抵抗しているからです。

62ページで、「脳は省エネが好き」ってお伝えしましたよね。

「変化」にはパワーが必要です。だから、変わろうとすると、脳が抵抗するんです。

そして、「今のまま」のことをコンフォートゾーンと言います。

その名の通り、「快適な（コンフォート）場所（ゾーン）」のことです。

今の自分が好きであれ嫌いであれ、どれだけ変わりたいと思っていても、脳はとにかく「今のまま」が快適なんです。

だから人が変わるのは難しい……。

したがって、本気で変わりたいなら、脳に邪魔されないように、脳を上手く騙す必要があります。

POINT

変わるには、コンフォートゾーンから抜け出すこと

21

自分のイメージを上書きする方法

今の自分を変えたきゃ、
〝アファメーション〟することや。
自分との約束をつくるんや。

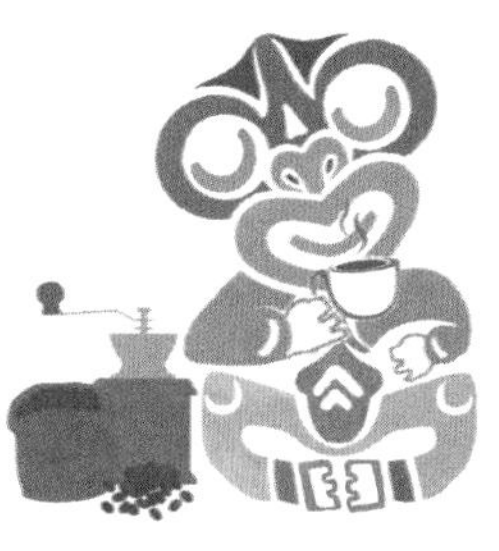

自分を変えるためには、

・無意識を活用する

・脳を上手く騙す

ことだとお伝えしました。そこで必要なのが、「アファメーション」です。

「アファメーション」は、もともと「約束」といった意味。

ここでは、「自分との約束」などといった意味で使っています。

簡単に言うと、自己イメージの上書きです。

つまり、「できない自分」を変えたいなら、「できる自分」というイメージに上書きしていくんです。

アファメーションはそのための方法です。

POINT

「こんなふうになる！」と自分自身と約束する

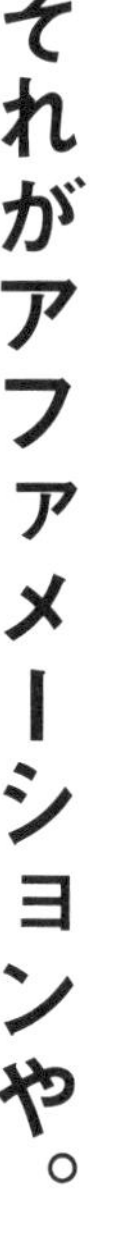

何度も口に出すと、
脳はそれが現実やって錯覚すんねん。
それがアファメーションや。

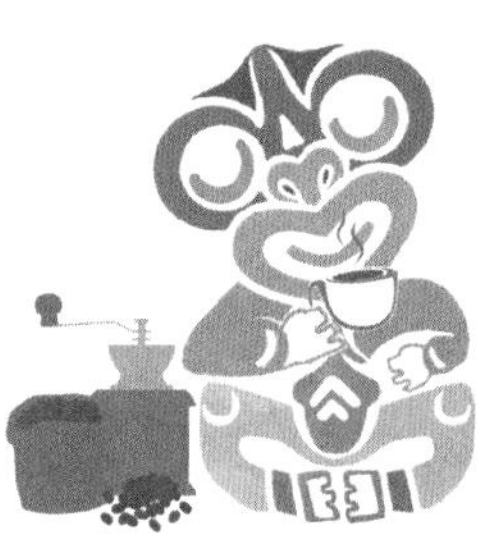

POINT

「○○になりたい」ではなく「私は○○」

アファメーションは、なりたい自分になるための自己暗示。

まずは、理想の自分を思い描いて、文章にしましょう。ポイントは3つです。

①「達成している」という内容にする
②肯定的な表現にする
③リアルなものにする

「理想の自分になりたい」は、「今は理想の自分ではない」ということなのでNGです。

さらにリアルに、「私は自由にやりたいことをやっている」というのがいい例です。

あなたなりの文章ができたら、毎日声に出して唱えましょう。

「言霊」という言葉があるように、人が声に出す言葉には力があります。

イメージを深く脳に刷り込むために、必ず声に出してください。

23

叶ったら、どんな気持ちになる？

達成したときのドキドキ、
ワクワクを感じることや。
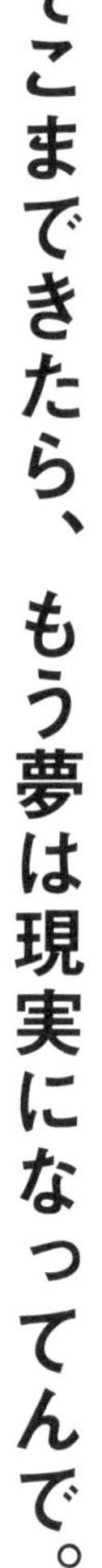
そこまできたら、 もう夢は現実になってんで。

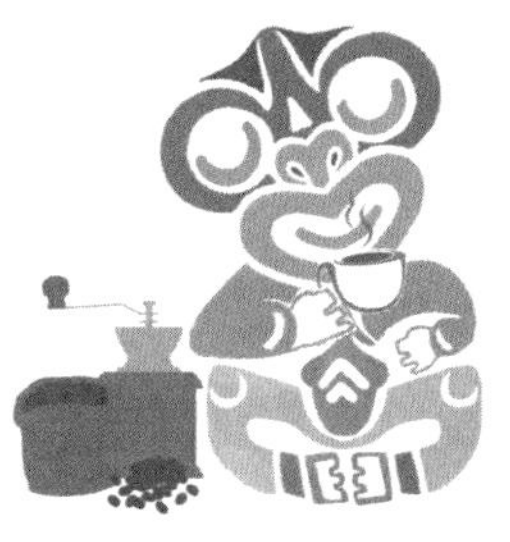

POINT

本気でそう思えたら、もう夢じゃなく現実になっている

「本気で信じる」……意外と難しいですよね。

「私はやりたい仕事に就いている」「私には素敵なパートナーがいる」というアファメーションをつくったとして、それをいきなり信じられるなら苦労はしません。

そこで大切なのが感情です。

脳は、強い感情を伴っていることほど「これは妄想ではない。現実だ」と錯覚します。

だから、「それを達成したとき、どんな感情だろう?」と問いかけてみてください。

毎日が楽しくて、いつも笑顔で過ごしている……。

寝る前に「ああ、今日も幸せだったな」という気持ちになる……。

大好きな人たちに囲まれて豊かに暮らしている……。

こんなふうに考えて、だんだんワクワクしてきたら、目標に近づいている証拠です。

「ここ一番」に強くなるコツ、教えたる。
ネガティブな感情は手放さなあかんで〜。
ポジティブな感情に上書きや！

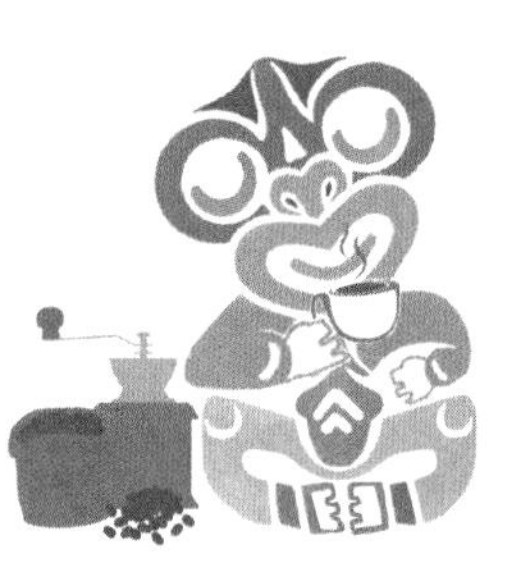

脳は、強い感情を伴っているほど「これは現実だ」と錯覚するとお伝えしました。

過去の失敗を思い出して、冷や汗が出たり、心臓がバクバクしたりしませんか？

これは、脳が「今、これが現実だ」と錯覚しているからです。

だから、大切なスピーチの前に過去の失敗を思い出してしまうと、脳の錯覚によって、また同じ失敗をしかねません。

そんなときは、イメージの上書きをしましょう。

「スピーチに失敗してしまった自分」を、「スピーチに成功して、拍手をもらっている自分」に。

何度も何度もいいイメージをすることで、今度はこちらが現実だと脳が思い込みます。そうなったら、本番のスピーチだって必ず成功します！

POINT

ポジティブな感情が、結果をもたらす

25

脳は、都合の悪いことを受け流す

人はな、無意識のうちに
ほしい情報を選んでんねん。
見たいものしか目に入らんようになってんねん。

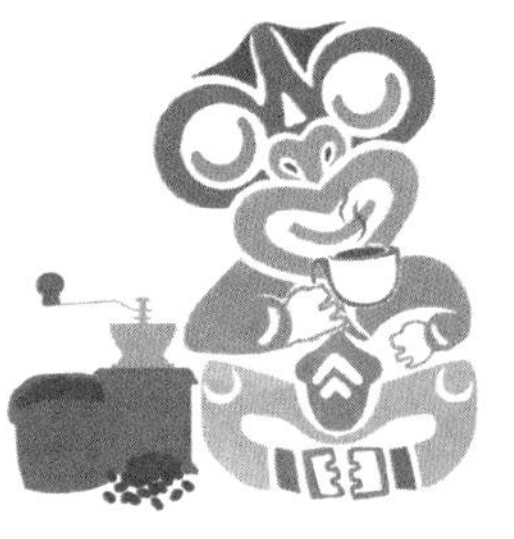

自分がしている腕時計の文字盤を正確に描けますか？

算用数字でしたか？　英数字でしたか？　それとも記号でしたか？

文字盤や針の色は何色ですか？

何度も見ているはずなのに、意外と覚えていないのではないでしょうか。

これは、「時刻」以外の情報を切り捨てているからです。

時計を見るたび、「英数字が描かれている」「針は金色だ」などと思っていたのでは、うるさくて仕方がありません。

このように、人の脳は、99％の情報を捨てていると言われています。

毎日浴びるたくさんの情報を、無意識のうちに取捨選択しているんです。

POINT

99％の情報は見えていない

26

必要な情報は無意識が見つける

ほしい情報をイメージしてみ？
すぐ手に入んで。
案外近くにあるもんや。

朝出かける前に、「今日一日、黄色い車を探そう」と意識してみてください。

その日は驚くほどたくさんの黄色い車と出会うはずです。

世の中の黄色い車の数は変わっていないはずなのに、どうしてでしょう?

これが無意識の力です。

人混みの中でも、自分の名前は聞こえてきますよね。

これは自分の名前が意識に深く刷り込まれているからです。

ほかの情報は切り捨てていても、自分の名前だけは脳が拾ってくるんです。

ほしい情報だって同じです。

「私は自由に働き、豊かに暮らす」とインプットしておくと、そのための情報が自然と目に入るようになりますよ。

POINT

インプット次第で、ほしいものはすぐ手に入る

まずは自分の願望を明確にせぃ。
ほしいもんがハッキリしてへんかったら、
そりゃ手に入らんわ。

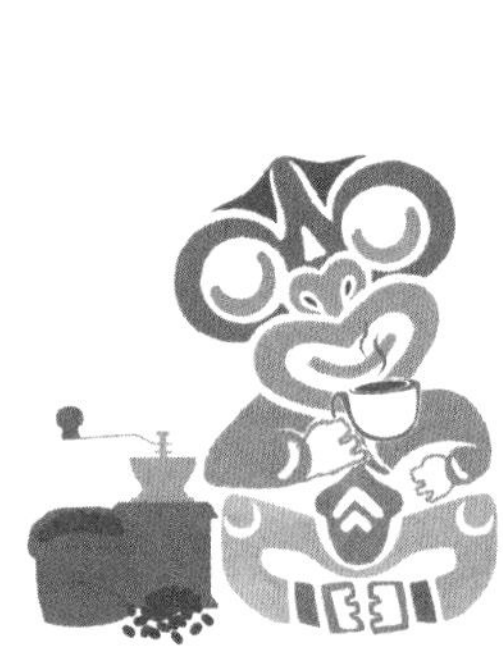

アファメーションができたら、試してほしいのが「ビジョンマップ」です。

簡単に言うと、「夢の地図」。

あなたのほしいもの、望むものの写真を貼り付けたものです。

「パートナーと過ごし、好きな場所でのんびり暮らす」という言葉だけでイメージをリアルにしていくのはなかなか難しいですよね。

大切な人と笑顔で過ごしているシーンや、やりたいことを明確にし、写真や雑誌の切り抜きなどで具体的にイメージに合うものをどんどん貼り付けていきましょう。

手帳でも、家の冷蔵庫の扉でも、携帯電話の待ち受け画面でも、よく見るところに貼っておいてください。

あなたの無意識に、アファメーションが刷り込まれます。

POINT

理想の自分や行きたい場所は、つねに目につくところに

自分は何を大切にしたいんや？
「人生なんてそんなもん」と思ったら、
本当にその程度やで。

仕事に追われて、家族との時間は後回し……。

「人生なんて、そんなもんだよ」と上司や同僚に言われて、「そうか……」と納得して、
また仕事漬けの毎日。

……あらためて、「本当に？」と問いかけてみてください。

それは本当に、あなたの大切にしたいものですか？

「誰かに言われたから、仕方ない」「みんなそうだから、こういうもの」

というのは、言い訳でしかありません。

あなたの人生です。

あなたが自分の頭で考えてください。

あなたが何を大切にするのかは、あなたが考えて決めるんですよ。

POINT

流されるのも抗うのも自分次第

29

見せたいものだけ、脳に見せる

人はな、物事を見たいように見て、
勝手に解釈してんねん。
それが自己イメージってことやな。

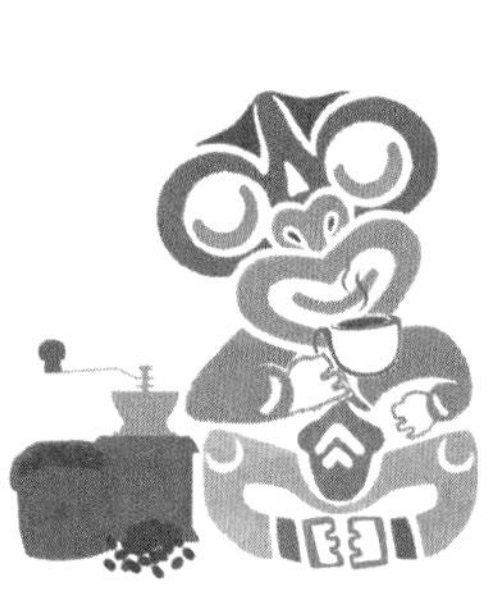

第2章では、「人は思う通りの人間になる」ということをお伝えしました。

人は9割の行動を無意識でおこなっています。

そして無意識の行動は、自己イメージに左右されています。

「私はできない人間だ」と思えば、脳が勝手にできない人間になる情報を拾ってきますし、「私はうまくいく」と思えば、うまくいく情報を拾ってきます。

つまり、私たちは物事を見たいように見て、自分の都合のいいように解釈しているんです。

今の自分を変えたいなら、この見方を変える必要があります。

そのための方法が、この章でご紹介した「アファメーション」です。

脳科学的に言うと、「未来のイメージをつくる作業」、なりたい自分になるための自己暗示です。

あなたが本当に望むことはなんですか?

どんな人でありたいか、どこでどんな暮らしをしたいか、どんな人と一緒にいたいか……。

真剣に考えてみてください。

そしてその姿を、真剣にイメージしてください。

そうすれば、あとは脳が勝手に錯覚を起こしてくれます。

騙されたと思って、やってみてくださいね。

POINT

脳を錯覚させて、超絶最高の自分へ

第 3 章

「思考」ひとつで、人づきあいが豊かなものに変わる

——“幸せな人間関係”の築き方

なんでそんなに気にしてんの？
キミが思ってるほど、
誰も他人のこと気にしてへんよ？

「失敗したらどう思われるだろう」

「あの一言、どう思われているかな」

「かっこ悪いと思われたくない」

……こんなふうに思って動けなくなってしまうのは、もったいないです。

振り返ってみるとわかるはずです。

そんなに人のことって気になりますか？

明日になれば、今日何を話したかなんてほとんど忘れていませんか？

あなたがそうなら、ほかの人だって同じです。

あなたが思うほど、人は人のことを気にしていません。

誰も見ていないのだから、やりたいようにやっていいんです。

POINT

ダサくても、イケてなくても、みんなもう忘れている

31

「こうしてほしい」を押しつけない

他人に期待したらあかんよ？
他人はキミのために生きてるわけちゃう。
キミも、他人のために生きてるわけちゃうよ。

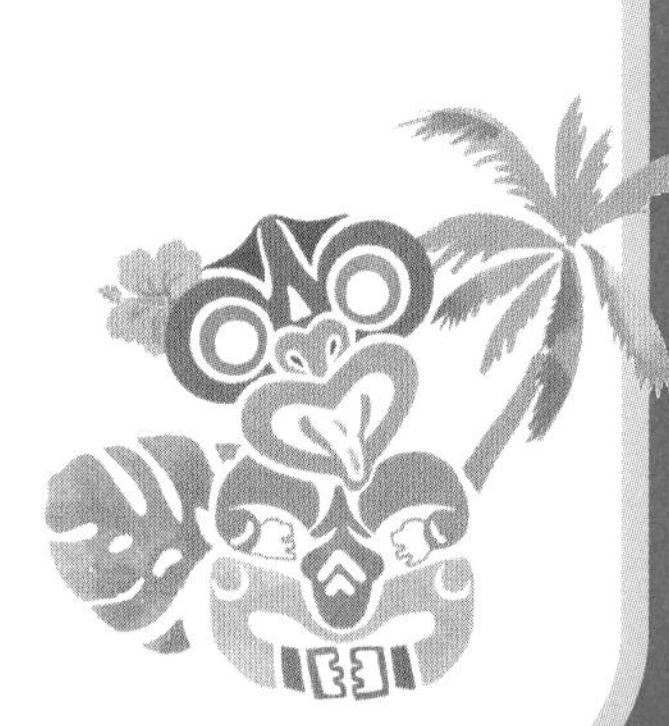

「どうして○○してくれないんだろう」

「私はこんなにがんばっているのに」

そのモヤモヤ、もう捨てましょう。

私たちにできるのは、自分の行動を変えることだけです。

他人を変えたり、無理やり何かをさせたりすることはできません。

期待していることがあったら、口に出さないと伝わりません。

口に出して、それでも応えてくれなかったら……、それ以上、あなたにできることはありません。

いつまでもモヤモヤしているより、自分を基準にさっさと行動して、さっさと忘れるのが一番です。

POINT

他人に期待するのは時間の無駄

大切にする人、間違うてへん？
失ってからじゃ遅いで？
「当たり前」ほど大切なんやで。

会社では好きでもない上司に笑顔で接して、家では待っていてくれるパートナーに不機嫌な顔……。

苦手なママ友との約束は絶対に守るけれど、大切な友達にはドタキャンする……。

仲がよくない人ほど気を使い、仲がいい人には甘えてしまうのが人の習性です。すぐ近くで、当たり前にいる人ほど、それが日常になりすぎて、大切にできなかったりします。

でも、ある日突然パートナーがいなくなったとしたら――今の振る舞い方、後悔しませんか？　流されてしてしまった選択は、あなたの人生を不本意なものにします。

自分にとって本当に大切な人を大切にできているのか、ときどき振り返ってみましょう。

POINT

このままで後悔しない自信、ある？

33

嫌われたっていい

何をしても１割からは嫌われんねん。
嫌われるのを怖がってたら何もできへんよ？
見なあかんのは残りの９割やで？

１００％誰からでも好かれる人なんて存在しません。

どんなに人気があるアイドルでも、「嫌い」と言われてしまうことはありますよね。

だから、嫌われることをそんなに怖がらないでください。

あなたがどんなにいいことをしたって、**嫌われるときは嫌われてしまうものなんです。**

嫌われることを恐れて、あなたらしさを発揮できなくなってしまうほうが怖いですよ。

「こんなことをしたら嫌われるかな……」なんて考えず、やりたいことをやりましょう。

そのあなたらしさを見てくれて、魅力的に感じる人が必ずいます。

「そんな人、いない」と思っているなら、まだ出会っていないだけです。

POINT

人から嫌われることを恐れない

34

最初は、聞き役になる

関係をよくしたきゃ、話を聞くことや。
みんな、自分の話を聞いてくれる人が
好きやからな。

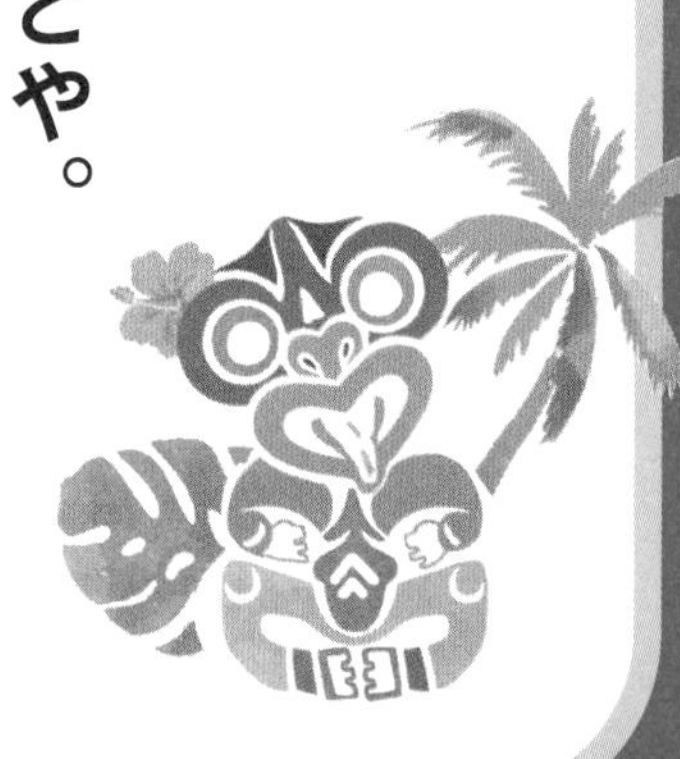

人は誰でも、「私の話を聞いてほしい」と思っています。

どんなに無口な人でも、本心はそうです。

だから、話をじっくり聞いてくれると、相手に対して、「この人はいい人だ」と本能で感じます。

もし、距離を縮めたい人がいたら、ゆっくり相手の話に耳を傾けてください。

話を聞き流したり、途中でさえぎったりせずに、「なるほど！」「すごいですね」「さすがです」と前向きな相槌を打ってみる。

「つまり、こういうことですか?」と相手の話の内容を確認してみる。

すると、相手は「自分の話に興味を持ってくれているんだ！」と感じます。

そんな「聞き上手さん」に、人は集まるものです。

POINT

豊かな関係は「傾聴」からつくられる

質問力を磨くといいことあんで〜。
人間関係が良好なヤツは、
みんな質問が上手いねん。

「話を聞く」を意識してみると、意外と難しいことに気がつきます。

「うんうん」と相槌を打って聞くのも大切ですが、それだけではすぐに話が尽きてしまうでしょう。

相手が無口な人ならなおさらです。

そんなときに大切なのが「質問力」。

「それってどういうこと？」「それからどうしたの？」と聞いていくと、相手も話しやすいですし、あなたが話に興味を持っていることも伝わります。

相手の話を、どんどん広げていくイメージです。

いい質問をすることで、周りの人とのコミュニケーションがぐっとスムーズになりますよ。

POINT

「それってどういうこと？」で深堀りする

36

つながりたい人と仲を深めるコツ

人は、自分に似てるヤツを好きになんねん。
類は友を呼ぶ、ちゅうやつやな。
そうやって、人との仲を深めていくんや。

初対面でも、出身地が同じだったり同じ趣味を持っていたりすると、話が盛り上がりますよね。「自分に似ている」という人に好意を持つのは人の心理です。

だから、好きな人と自分の共通点を探してみましょう。

好きな食べ物、好きな場所、犬派か猫派か……。

どんな小さなことでも、「同じだね！」と言うのはあなたと相手との距離をぐっと近づけます。

相手と同じ振る舞いをする「ミラーリング」という行動も、心理学的には効果があります。ただ、あからさまにおこなうと逆効果です。

相手から少し遅れて同じように飲み物を飲む、さりげなく口癖を真似するなど、少しずつ試してみてください。

POINT

「ここが合う！」というところを探っていく

〝ここだけの話〟を聞き出せたらチャンスやで〜。自分をさらけ出した分、相手と距離が縮まんねん。

人は、プライベートな話をした相手を信頼する性質があります。

「個人的な話をした→この人は特別だ」と脳が判断するからです。

ですから、さりげなく相手のプライベートな話を聞き出すことができると、距離が縮まります。

「実は、あの人のことが好きなんだ」「将来、こんなことをしてみたいんだ」など、「みんなの前では言えないこと」をさりげなく聞き出してみましょう。

ただし、あからさまに質問しては逆効果。自分から話すことをオススメします。

「実は、ここだけの話ですが……」と、少し個人的な内容を話してみる。すると、「返報性の法則」といって、相手は「自分もお返しをしなくては」という心理になります。

POINT

上手に素の部分を見せていこう

価値観に正解なんて存在せーへんで？
「自分が絶対正しい！」なんて
思うたらあかんよ。

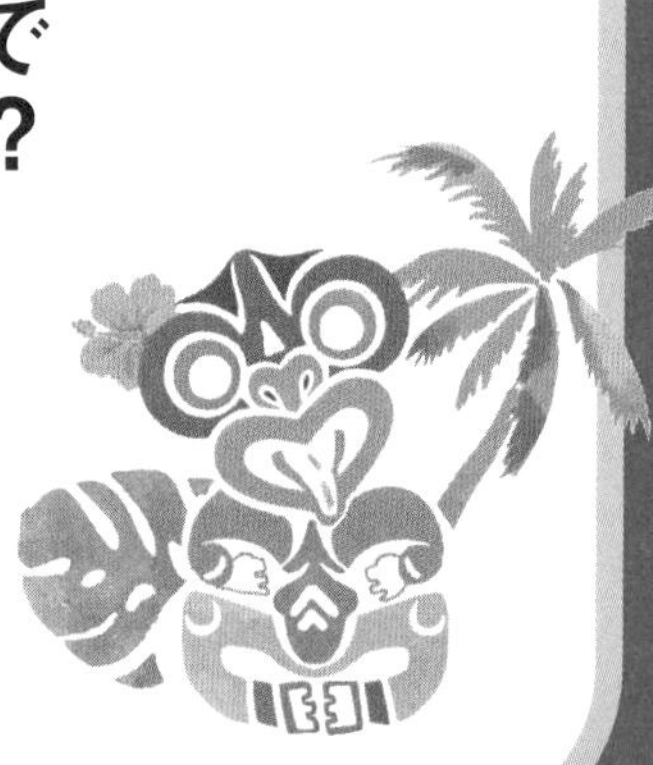

あなたの価値観は、あなただけのものです。
あの人の価値観は、あの人だけのものです。
「友達は多いほどいい」のか、「友達は3人いれば十分」なのか。
「お金さえあれば幸せ」なのか、「大切なのはお金ではない」のか。
正解も不正解もありません。
イギリスのことわざに「馬を水辺に連れて行けても、水を飲ませることはできない」
というものがあります。つまり、馬が水を飲むかは馬次第。
この言葉の通り、私たちは馬（他人）に正しさを強要することはできないんです。
ただ、**お互いを受け入れること**。
それができると、もっとラクに過ごせるようになりますよ。

POINT

仕事への向き合い方、金銭感覚……みんな人それぞれ

39

信用できない人の特徴

告げ口をするヤツが一番信用できひんねん。
あっちにもこっちにも、やからな。
自分の足を引っ張るかもやで〜。

「あの人、あなたの悪口を言ってたよ」とわざわざあなたに言ってくる人、信用しないでください。

速やかに距離を置きましょう。

まず、それが本当かどうかはわかりません。

たとえ本当だったとしても、あなたに伝える必要がありますか？

あなたが不快な思いをすることはわかっているはずです。

それでも告げ口をしてくる人と一緒にいる必要は……ありませんよね。

そういう人ほど、「伝えたほうがいいかと思って」と親切を装っているので要注意です。

「ありがとう」と聞き流しておいて、そっと離れるようにしてください。

POINT

不快なことを言う人を見極め、距離を置く

人間関係も断捨離が大事やで。
何事も捨てることから始まるんや。
新しいものがほしかったら、まず捨てんとな。

モノはいつの間にか溜まってきてしまうもの。

定期的に断捨離をするとスッキリしますよね。

人間関係もそれと同じで、定期的に断捨離をすることが大切です。

「長い付き合いだから……」とズルズル関係を続けていても、いいことはありません。

人のライフステージは変わっていきます。

結婚してから独身時代の友達と疎遠になるのは自然なことです。

そこで「付き合いが悪いよね」「昔と変わっちゃったね」なんて言う人とは離れていいんです。

「友達とは長く付き合うほうがいい」というのは思い込みです。

その人が必要なときが来れば、自然とまた距離が縮まるでしょう。

POINT

離れるべきときに、離れることが必要

41

痛いことを言ってくれる人は愛がある

叱ってくれる人を大切にすることやで～。
信頼関係がなきゃできひんことやからな。
愛ある人を見極めて信用していくんや。

自分の感情をただ相手にぶつける「怒る」とは違って、「叱る」のはとてもパワーが必要です。

でも、「叱る」のは相手のことを思っての行動です。

あなたに期待をしている、または、あなたが大切だからこそ、相手は叱ってくれています。

ただ、それがわかっていたところで、耳が痛いのも事実ですよね。

「痛いところを突かれた！」と思えば、聞き流したくなってしまうのも人の本能です。

でも、覚えていてくださいね。

あなたをやたら持ち上げてくる人よりも、時には厳しいことを言ってくれる人のほうが、あなたのためを思っているということを。

POINT

ヨイショする人より、言いにくいことを言ってくれる人

うまくいっているときに
人が集まるんは当然やからな。
どん底のときにそばにいてくれるんは誰や？

本当に大切な人を見分ける方法があります。
それは、あなたが失敗したときにそばにいてくれるかどうか、です。
うまくいっているときは、何もしなくてもたくさん人が集まってくるものです。
そこでつまずくと、集まってきた人たちはパッといなくなります。
その人たちは、《あなた本人》ではなく、《あなたが生み出す何かしらの利益》に期待していたんです。
どんな失敗をしても、無理にでもあなたのそばにいてくれる人。
その人は、《あなた本人》を大切に思っています。
そんな人こそ、大切にしてください。
そして、あなたも、いざというときは人に頼ってくださいね。

POINT

何かあっても一緒にいてくれる人が大事

争いは同レベルでしか起きひんねん。
小学生相手にムキにならへんやん？
相手にせんことや。

小学生の子どもにどんなにバカにされても、ムキになって言い返したりはしませんよね？

こちらに圧倒的に余裕があるから、相手にしなくてもいいんです。

ということは、誰かに何かを言われて腹を立てるというのは、その相手と同じ土俵（レベル）に立ってしまっているということです。

そんな失礼なことを言う人と、同レベルだと思うと……急に怒りが冷めてきませんか？

「はいはい、そうですね」と言って流しておけばいいんです。

あなたまでレベルを下げる必要はありません。

自分らしくいられる人と付き合いましょう。

POINT

やり返すではなく、受け流す

44

褒めるのは陰で、指摘は直接伝える

褒めたいときは陰で、
注意したいときは直接な。
信用を得る秘訣や。

相手との距離を縮めるなら、「陰で褒めて、直接指摘する」のが有効です。
直接褒めるのもいいのですが、「気を使って言ってくれている」と受け取る人もいますよね。

「Aさんってすごいよね」とBさんに伝えると、何かの折にBさんが「褒めていたよ」とAさんに伝えてくれます。

そのほうが本気で褒めている気持ちが伝わります。

代わりに、何か気になることや、指摘したいことは、できるだけ会って、面と向かって言いましょう。
よかれと思ったことでも陰口になりやすいですし、「この人はきちんと向き合ってくれる」というイメージは、あなたへの信頼につながります。

POINT

直接言うべきか、内容で使い分ける

45

誰かの言葉より自分の言葉

気にするんは相手の言葉やのうて、
自分の言葉や。
ネガティブな言葉は無視やで！

誰かに言われた「君には無理だ」「そんなことできないよ」なんていう言葉を、いつまでも気にしているのはもったいないです。

問題は、それを受けて、あなたの言葉が変化してしまうこと。

ネガティブな人と一緒にいれば、あなたもネガティブな言葉を使うようになります。

そもそも、いつも、あなたの言葉を誰よりもそばで聞いているのは、あなた自身です。

だから、気にするのは誰かの言葉ではなく、いつだってあなた自身の言葉であるべきです。

あなたは、あなたが聞きたい言葉を使っていますか？

ネガティブな言葉に触れてしまったら、頭の中でごみ箱をイメージして、その言葉をポイッと放り込みましょう。

POINT

自分の言葉を意識してみる

自分に集中せい。
今に集中せい。
私は私、あなたはあなた、や。

人間関係の悩みの多くは、「自分ごと」と「他人ごと」を一緒に考えているために生まれます。

あなたにどうにかできるのは、あなたの行動だけです。

あなたはあなたのために生きるしかありません。

誰かのために「〇〇しなければならない」なんてことはありません。

人とうまく折り合いがつかないからといって、気にしなくていいんです。

人はそれぞれ、自分のために生きているんですから、人と人が、出会ってうまくやっているということが、奇跡のようなものなんです。

死期が迫った人の95％が、「もっと言いたいことを言えばよかった」「もっと自分の幸せを追求すればよかった」と後悔を口にするようです。

その後悔の内容は、他人に合わせていて、自分を大切にできなかったことから来ていることばかり。

後悔しない人生のために「自分軸」で生きましょう。

「私は私のために生き、あなたはあなたのために生きる
私はあなたの期待に応えて行動するために　この世界に在るのではない
（中略）
あなたはあなた、私は私（後略）」

ドイツの精神科医、フレデリック・パールズの言葉です。

他人のことが気になって、振り回されそうになったら、「あなたはあなた、私は私」と唱えましょう。

騙されたと思って、やってみてくださいね。

POINT

「誰かの人生」を生きる必要はない

第 4 章

こんな「思考」で、幸運だらけの毎日を引き寄せる

——“いい流れ”の選び方

これは秘密やけど……、
運はコントロールできるねんで？
「自分は幸運だ」と思い込むことや！

運が良い人、悪い人。

生まれながらに決まっているように思っていませんか？

そんなことはありません。

誰だって、今から、すぐに運をよくすることができます。

方法はカンタン。

「私は運がいい！」と言い続けることです。

急な雨に降られても、電車を乗り過ごしても、財布を落としても、とにかく「運がいい！」と言い続けてください。

すると、どうなるかというと……？


脳がそう勘違いして、運がいい出来事を見つけてきてくれます。

運が悪そうに思える出来事でも、次のように考えたらどうでしょう。

急な雨に降られた↓雨宿りのときに、素敵なお店を見つけよう
電車が止まった↓ゆっくり考えごとができる
財布を落とした↓ほしかった財布を買うチャンス

見方ひとつでガラッと変わります。

運が良い・悪いというのはこういうことです。

自分が「運がいい」と思っているかどうか、ただそれだけなんです。


「雨が降ってきた」という出来事を、どう受け取るか。

運が良い人は、「涼しくなってラッキー！」と思うかもしれません。

運が悪い人は、「雨で靴が濡れてしまって、なんか気分が悪いな……」と思うかもしれません。


あなたはどちらですか？

どちらになりたいですか？
捉え方は自由です。
「運がいい」と言い続けていたら、間違いなく運がいい人になりますよ。
今から運を上げていきましょう。

POINT

「残業することになった」、あなたならどう捉える？

48

余裕がないときほど「与える」

結局な、与えたもんが返ってくんねん。
なんか調子悪いな〜ゆうときは、
思いっきり幸せを与えてみ？

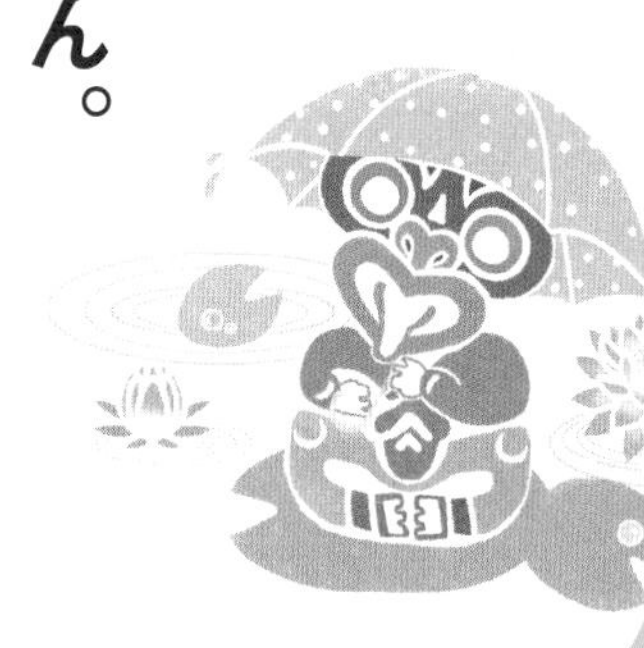

誰かに泥を投げれば、自分の手が汚れます。

陰口を言えば、自分の心が汚れます。

この場合、泥が相手に当たるかどうか、陰口が相手に聞こえるかどうかは関係ありません。


だから、逆のことをしたときも同じです。

笑顔で挨拶をしたら、笑顔をつくったことで自然とうれしくなる。

電車で席を譲ったら、「いいことをしたな」という温かな気分になる。

相手が笑顔を返してくれるかどうか、譲った席に座ってくれるかどうかは関係ないんです。

だから、調子がいまいちなときほど、自分から幸せを与えましょう。

親切をすると、オキシトシン、セロトニン、エンドルフィン、ドーパミンなどの脳内物質が出ます。

これらは、「愛」「幸せ」「快楽」「やる気」を感じさせてくれるホルモン。

これらのホルモンは、心だけでなく、身体にもいい影響を与えます。

老化を抑えたり、ストレスを感じにくくさせたり、リラックス効果でよく眠れるようにしたり……。

本当にいいことづくめです。


だから、相手の反応は関係ありません。


「いいおこないをしたら《いつか》返ってくる」

「自分がしたことは《相手から》返ってくる」

……よく聞くことかもしれませんが、これはちょっと違います。

「与える」のは《自分のため》にすること。

そして、与えたものは《その場ですぐ》自分に返ってきています。

幸せを受け取りたかったら、自分から幸せを与えましょう。

自分が「与えた」と思っているとき、同時に自分ももう幸せを受け取っているんです。

「ツイてないな」「調子が悪いな」「最近あまりうまくいっていないな」というときほど、心がけてみてくださいね。

POINT

与えたものは、同時に返ってきている

49

当たり前の中に宝物がある

幸運は手に入れるもんやないねんな〜。
気づいたり、感じたりするもんなんやで。
自分、もう宝物持ってへん？

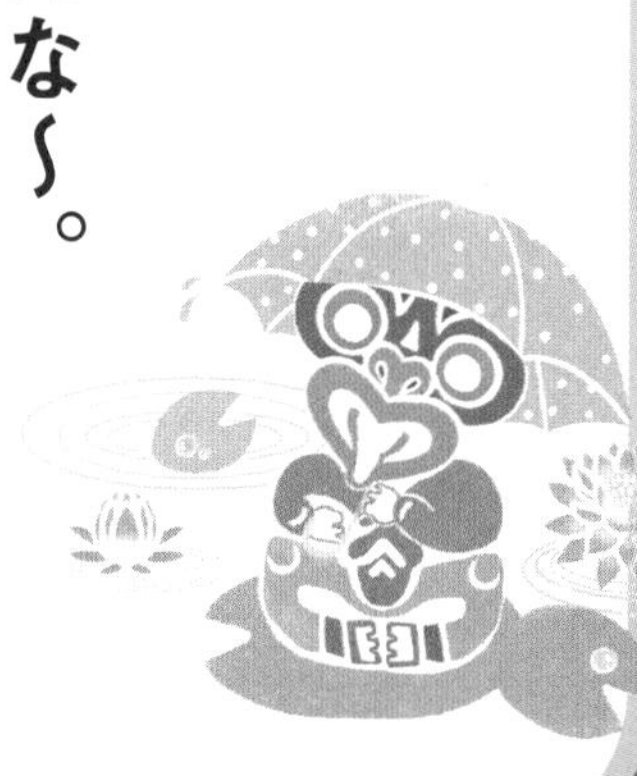

多くの人が「幸せになりたい」と口にします。

でも、あなたはもう幸せかもしれませんよ?

つい自分の境遇ばかりに目がいってしまいますが、世界を見渡せば、いろいろな人がいます。

それを考えたら、今のあなたの状況はどうでしょうか。

健康で、温かい家があって、友達がいて……。

これって当たり前ではありません。

「ありがたい」ことです。

幸せに気づくことができるのも、ひとつの才能なんです。


幸せに過ごすコツは、「あるモノ」に目を向けることです。

お金がない、肩書きがない、才能がない……。

だから夢は叶わない。

私たちは、こんなふうに「ないモノ」に目を向けがちです。

でも、どんなに幸せそうに見える人でも、「ないモノ」は必ずあります。

それを数えてもキリがないでしょう。

世の中の何もかもを手に入れることは不可能です。

「ないモノ」のことを考えていても、やる気は起きないし、どんどん悲しい気持ちになるだけです。

だから、「あるモノ」を考えてみてください。


戦争中の国で、子どもがインタビューに答えていました。

「家がなくなっちゃった。友達もどこにいるかわかんない。お腹空いた……。でも、家族がいるから幸せだよ！」

どう思いますか？

あなたは何を持っていますか？

健康な身体、心配してくれる友達、毎月給料をもらえる仕事……。

当たり前だと思っていることにこそ、幸せは隠れています。

POINT

「幸せは失ってから気がつく」と言いますよね。
失う前に、あなたの中の「あるモノ」を大切にしましょう。
すると、その瞬間から「今ある幸せ」に気づくでしょう。
その「満たされた気持ち」が、さらにあなたを「なりたい自分」に近づけます。

あなたがすでに手にしているモノは何？

50

何もない今日も、特別な一日

〝何もない〟ことに感謝するんや。
当たり前を当たり前と思うてたらあかんで？
そんな思考パターンが人生を変えるんや。

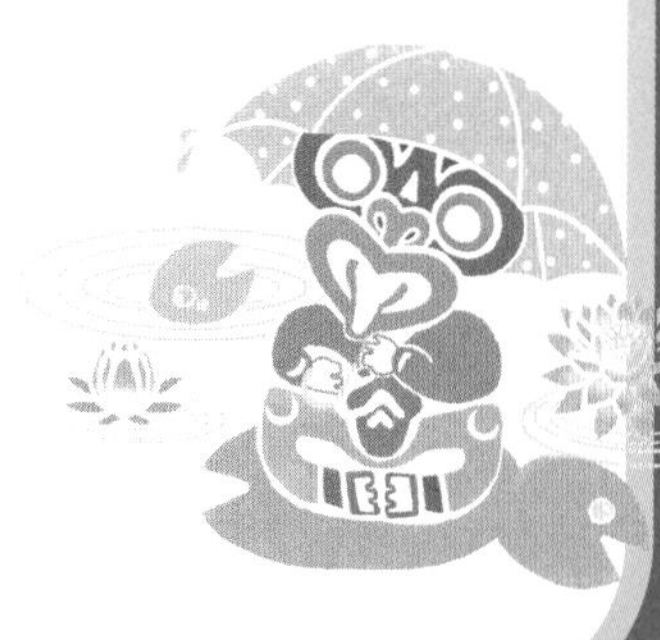

病気になったり、災害が起こったりすると、人は「日常」の大切さに気がつきます。

「いつもの毎日」は奇跡の積み重ね。そう考えると感謝の気持ちが湧いてきませんか？

朝、目が覚めることに、ありがとう。

歯を磨くときに、蛇口から水が出ることに、ありがとう。

当たり前に食事ができることに、ありがとう。

こんなふうに、ありがたみを噛みしめるように過ごしてみませんか？

「感謝」というポジティブな気持ちは、あなた自身を温かな気持ちで満たします。

そんなふうに充実した気持ちでいれば、物事を前向きにとらえられるようになり、さらにいいことに出会えて……と、いいサイクルが生まれます。

POINT

記念日もイベントもない日も、ありがたい日

幸運なヤツは口癖が前向きなんや。
うまいこと脳を騙しとるんやな〜。
真似してみ？

122ページにもありますが、あなたの言葉を一番聞いているのは、あなた自身です。

だから、後ろ向きな言葉ばかり口にしていると後ろ向きな出来事が寄ってくるし、前向きな言葉ばかり口にしていると、前向きな出来事が寄ってきます。

いつもやりたいことをやっていて、幸せそうな人は、もちろん後者です。

「大丈夫、大丈夫」「私は運がいいから」

そんなふうに言っていると、自然と物事のいい面を見られるようになります。

これは「認知的不協和」という現象です。

脳は矛盾が嫌いなので、「楽しい」と言っていると、それと矛盾しないように楽しいことを探してくれるんです。

「あの人はいつも幸せそうだな……」と思ったら、口癖を真似してみませんか？

POINT

いつもうまくいっている人は、そう振る舞っている

52

いつもプラスの方向に質問する

幸福度は質問の仕方で変わるんや。
自分への問いかけ方ひとつで、
人生変わんで〜。

「失敗したらどうしよう」「こんなことしたら嫌われるんじゃない？」「これ、つまらないよね？」

自分へ、こんなふうに問いかけていませんか？

脳はいつでも大真面目。

「失敗」「つまらない」など、後ろ向きな言葉を使えば、脳は後ろ向きな答えを探し始めます。

だから、「思考」で願いを叶え、幸せに過ごすために、こんなふうに問いかけましょう。

「成功するにはどうしたらいいかな？」「豊かになるにはどう考える？」「もっと面白くするには？」

脳が前向きな答えを出してくれます。

POINT

現実は、問いかけた方向にしか進まない

幸運ってな、
他人と比べるもんちゃうねん。
幸運は自分の心の中にあるんやで？

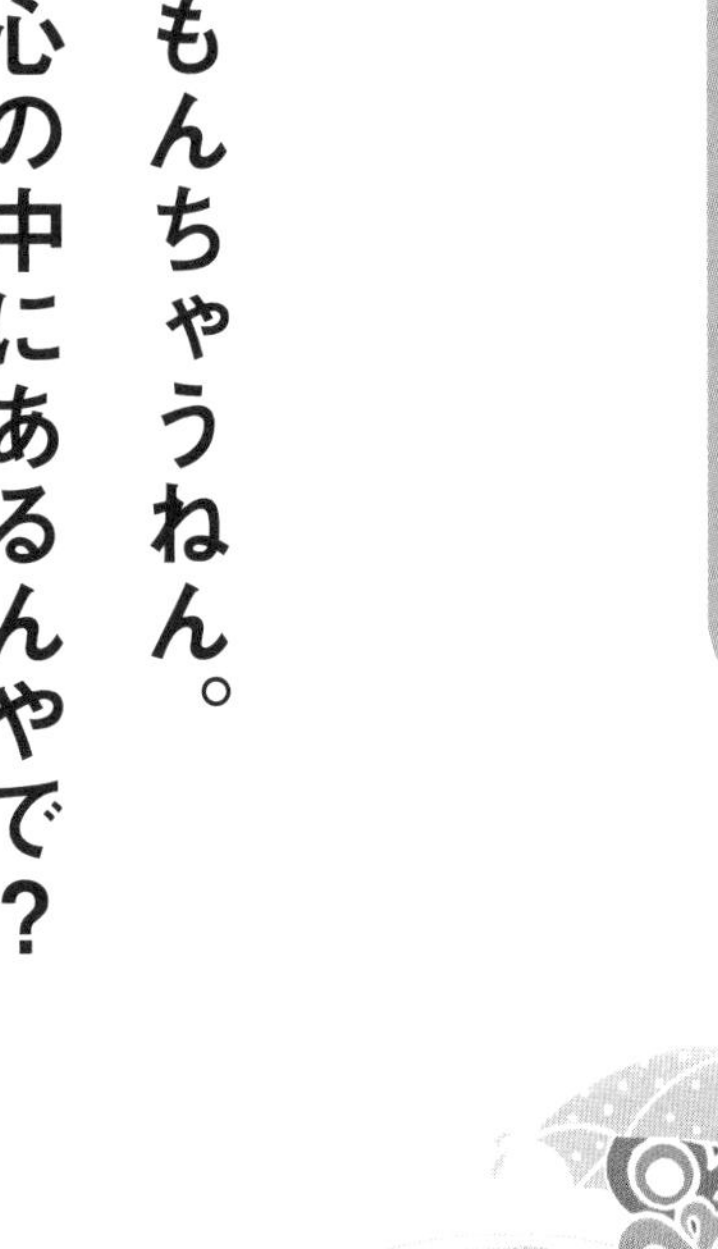

POINT

「自分」と「誰か」を比べない

いつもうまくいっているAさんは素敵なパートナーができた。

出世したBさん、運がいいな。

Cさんは幸運の星の下に生まれたんだな〜。

こんなふうに、自分と誰かを比べて、羨ましいと思ったり、落ち込んだりしていませんか？

それではいつまで経っても幸せを感じられません。

誰かと比べてばかりいると、自分が世界一になるまで幸せになれないからです。

幸運って、そんなことではありません。

おいしいものを食べた、綺麗な夕日を見た、好きな人を想った。

……こんな、ふとした瞬間が幸せなんです。

《出来事→反応》ちゃうんよ?
《出来事→解釈→反応》なんやで。
覚えとき〜。

電車が止まったから、イライラする。

……これって当たり前のことだと思いますか？

私たちはこんなふうに、《出来事→反応》がセットだと思いがちです。

電車が止まった《出来事》→イライラする《反応》

でも実は、《出来事》と《反応》の間には、《解釈》が存在しています。

電車が止まった《出来事》→時間に遅れてしまう《解釈》→イライラ《反応》

この《解釈》を変えるだけで、世界の見方が変わります。

《出来事》はただの《出来事》で、良いも悪いもありません。

128ページにもありますが、「電車が止まった」ことをどう捉えるかはその人次第です。

「次の予定があるのに……」と落ち込む人もいれば、「本を読む時間ができた！」と喜ぶ人もいるでしょう。

それがあなたの《解釈》です。

まずは、《出来事》と《反応》はセットではないと知っておいてください。

電車が止まっても、雨が降っていても、財布を落としても、それはただの《出来事》です。

それが起こったからといって、ネガティブに捉える必要はありません。

次に、《解釈》の変え方です。

①「私は運がいい」と信じる

②《出来事→解釈→反応》の流れを理解する

③《解釈》は「自分が選択している」ことだと理解する
④最初のうちは、《出来事》《解釈》《反応》を整理してみる

日々この４つを意識していると、自然と《解釈》が変わっていきます。
どんな《出来事》も、自分が選択した《解釈》次第なんです。
大切なのは、何が起きても「私は運がいいんだ」と思い込むこと。

ｔｉｋｉの基準は、「生きてさえいればラッキーや！」です。

POINT

何か起きても、解釈をコントロールすればいい

55

「want to」の自分になる

幸運は《have to》からは
生まれへんねん。幸運が生まれんのは
《want to》からや。

「お金を稼がなくてはいけない」

「安定した生活を送らなければいけない」

「パートナーを得なくてはいけない」

こうした《ｈａｖｅ ｔｏ》を抱えていませんか？


《ｈａｖｅ ｔｏ》は《義務》です。

それが具体的な誰かからなのか、世間の常識からなのかはわかりませんが、《義務》は、誰かがあなたに強いているものです。

そのままでは楽しさや幸せを感じることは難しいでしょう。

では、どうするか？

《ｈａｖｅ ｔｏ》から《ｗａｎｔ ｔｏ》へ変えることです。


「お金を稼がなくてはいけない」→「お金をたくさん稼いで豊かになりたい」

「安定した生活を送らなければいけない」→「地に足のついた生活をしたい」

「パートナーを得なくてはいけない」→「パートナーと幸せになりたい」《want to》、自分の《願望》だと捉えるだけで、だいぶ受ける印象が変わりませんか?

どんなことでも、《want to》で置き換えられます。

ただ、気をつけてくださいね。

お金を持っていなくても、正社員でなくても、パートナーがいなくても、幸せに生きている人はたくさんいます。

大切なのは、あなたの本心からの《want to》を見つけること。

《have to》……「やらなければ」というプレッシャーがかかると、脳はやらなくてすむ言い訳を探し始めます。

怠け者の脳はこういうときに力を発揮して、確実に言い訳を見つけてきます。

だから、《have to》と思っていることには身が入らないんです。

逆に、《want to》は脳の邪魔が入りません。

だから、本気で「やりたい」と思って取り組むと、成果が出やすいんです。

朝5時に起きて勉強しろと言われても、《have to》なので起きられないものです。

でも、大好きな彼女とのデートなら、《want to》なので喜んで起きることができますよね。

《have to》から《want to》へ、うまく変えてみてください。

POINT

本心からの《want to》を見つけよう

運がいいヤツは今を生き、
運が悪いヤツは過去と未来に生きてるんや。
自分はどっちや？

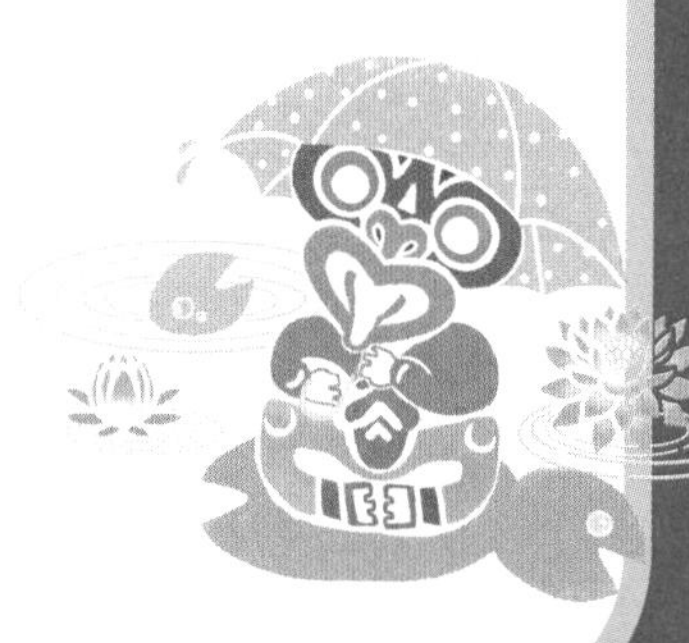

人は、つい過去や未来のことを考えてしまうものです。

でもそれでは、いつまで経っても望む幸せは実現しません。

「あのときもあのときもツイていなかった」「だからこれからもツイていないんだ」と口にしていては、目の前にある美しい風景や、そばにいる素敵な人に目が向きません。

今、生きていることは幸せなこと。

今、大切な人といることは幸せなこと。

今、仕事をできていることは幸せなこと。

大切なのは「今」です。

「今を生きる」ことを意識できるようになると、あなたの毎日はガラっと変わるはず。

幸運が続くようになりますよ。

POINT

今の幸せをかみしめれば、未来はいいものに変わる

ええか？　幸運なんて人それぞれや！
間違いないんは、
この本を手に取ったヤツは幸運ってことや。

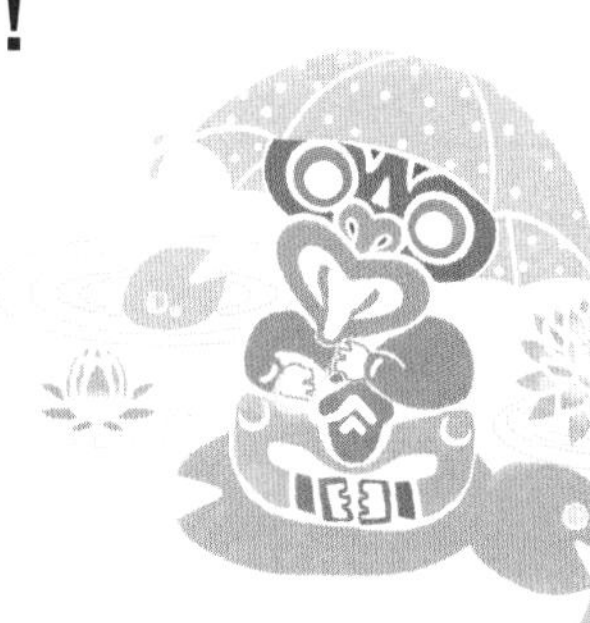

ここまで読んでくださったあなたなら、「幸せ」についての見方が変わったのではないでしょうか。

お金があるかないか、地位があるかないか、それだけで幸せかどうかはわかりません。お金持ちで、愛する家族がいて、一見非の打ちどころがないような人も、実は幸せではない……ということも珍しくありません。

だから、人と比べるのはやめましょう。
あなたはあなたの幸せを追い求めればいいんです。

そう、でも、ひとつだけ断言します。
今、この本を手に取って、読んでいるあなたは幸運です。

なぜなら、この本をきっかけに、今日から生まれ変わることができるからです。
「なんとなく生きている」から、「自分の選択で生きている」へ。

「今までうまくいかなかった」から「望む人生を実現する」へ。

脳の使い方を知ったあなたの人生は、すべてが劇的に変わります。


だから、今日からは「自分は幸せなんだ」「私はツイてる」と思いながら過ごしてくださいね。

きっと昨日までとは違う景色が広がるはずです。

騙されたと思って、やってみてくださいね。

POINT

なんとなくで生きるのをもうやめる

第 5 章

望む人生は、「思考」で手に入れる

——“思い描いた通りの未来”の叶え方

目標を定めれば、
自然と方法が見えてくるもんなんや。
最初っから方法なんて考えんでええねん。

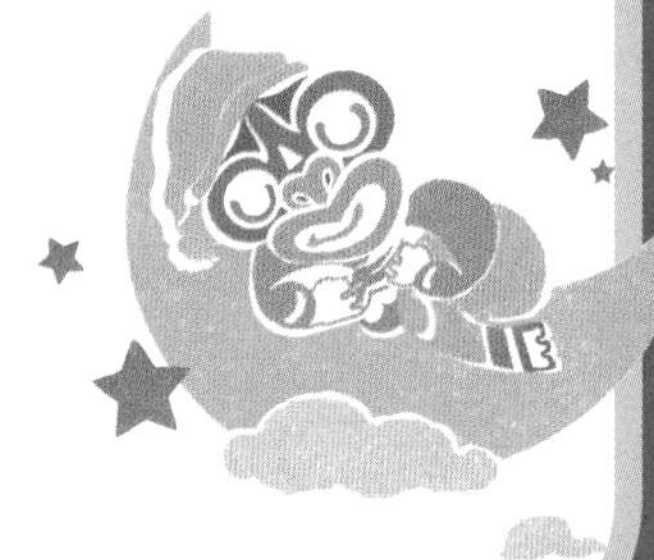

目標を決めるとき、私たちは「目標」と「それを実現する方法」をセットで考えがちです。

例えば、「自分のお店を持ちたい」と思っていたとしても、その方法がわからないので、「自分でお店をつくるのは無理だから……どこかのお店で働かせてもらうことにしよう」と、目標を下げてしまう。

でも、脳は、目標を決めると、無意識に方法を考え出します。

「自分のお店を持つ」とハッキリ決めれば、そこにたどり着くための方法が見えてくるんです。

大切なのは、具体的な方法を考えることではなく、目標達成を本気で決めて、本気で信じることです。

POINT

「どうやって」は脳が見つけてきてくれる

59

「４秒ルール」で動く

人は、５秒かけてやらんことを探すねん。
だったら４秒以内に動けばええやん？
これが「やりたいことをやる」秘訣や！

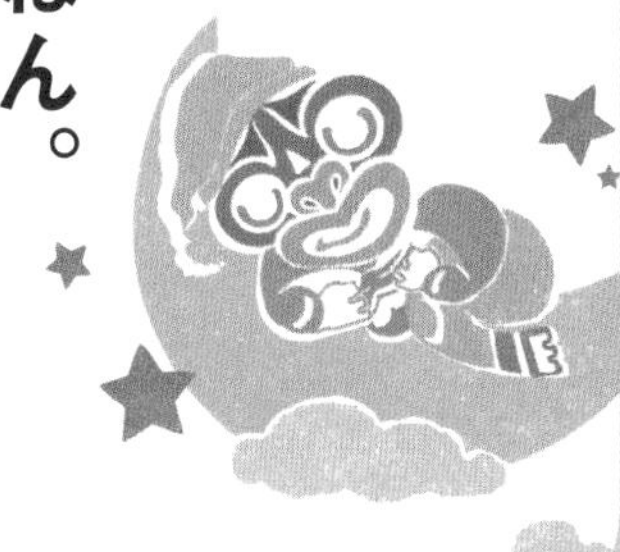

仕事も目標達成も自己実現も、「始める」ことはものすごくエネルギーを使います。

だから、私たちは「やらない理由」を見つける天才なんです。

勉強をしようと思っていて、いつの間にか部屋の掃除をしていた……なんてこと、一度はありましたよね？

だから、「4秒ルール」をオススメします。

人は5秒経つと「やらない理由」を探し出すと言われているので、その前にさっさと動き出しましょう。

勉強すると決めたら、4秒以内にノートを広げる。

独立起業すると決めたら、とにかく4秒以内にリサーチを始める。

5秒経つと、掃除をしたり二度寝をしたりしてしまいますからね。

POINT

決めたら、4秒以内に動き出す

人生は有限なんや。
人生80年として、あと何年生きられるん？
イヤなことしてる場合ちゃうで？

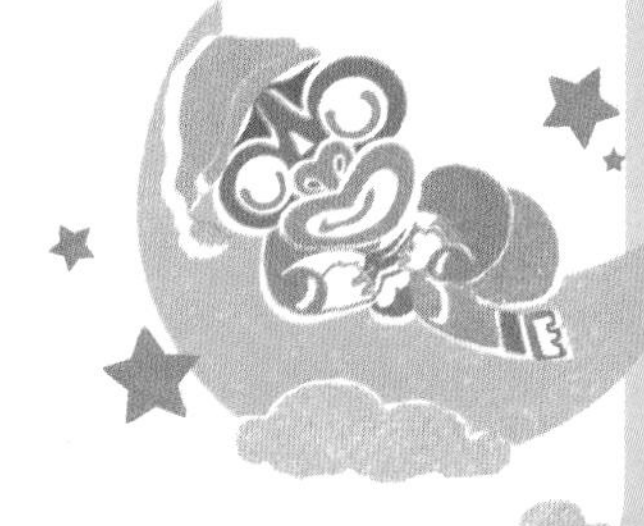

POINT

人生の終わりを意識すると行動が変わる

人生は有限。必ず終わりが来ます。
誰でもそのことは知っていますが、リアルに考えたことはありますか？
80歳まで生きるとして、
あと何回、チャレンジしますか？
あと何回、行きたい場所に行きますか？
あと何回、大切な人に会えますか？
「死ぬまでにいつか……」と思っていると、あっという間に80歳になりますよ。
私たちには、残り時間があるんです。
時間は無限にあるわけじゃないんです。
大切な大切なその時間を、何に使いますか？

ほしい情報はハッキリさせとかんとな。
手書きにして、
脳にしっかり刷り込むんが大切や。

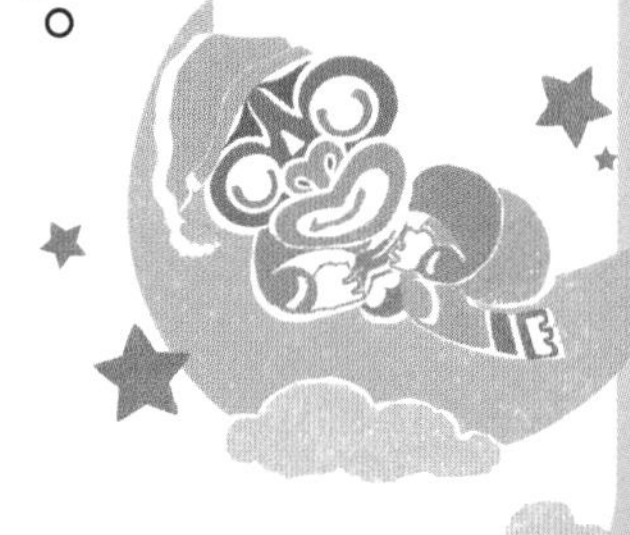

POINT

望むものがハッキリしているほど、脳はそのための情報を見つけてきます。
ほしいものを明確にするアンテナの張り方には、5つのステップがあります。
ステップ① 目標を明確にする
ステップ② 手書きでノートや手帳に書き出す
ステップ③ 「私は○○している」と叶ったように書く（74ページ参照）
ステップ④ 「○年以内に」「○月までに」などと期限を設ける
ステップ⑤ 書いたものを朝と夜に見る
パソコンやスマートフォンより、手書きがオススメ。
手書きは脳に刺激を与えて内容をしっかりと刷り込んでくれるからです。
手書きの目標を何度も見返して、脳に目標をしっかりインプットしましょう。

目標をハッキリさせれば、脳が叶えてくれる

ワシらはみんな、壺を持ってんねん。
それを何で、
どういうふうにいっぱいにするかが人生や。

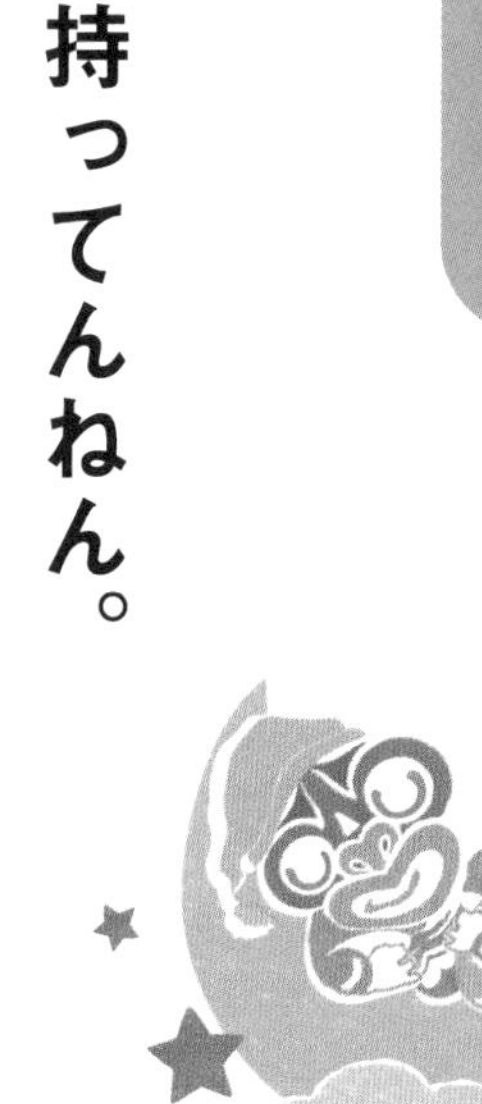

こんな話があります。

ある大学の授業中、教授が壺を取り出しました。

いっぱいになるまで岩を詰め、「この壺は満杯か？」と聞きました。

学生が「はい」と答えると、教授は砂利を出してきて、また壺に入れました。

岩と岩の間が砂利で埋まっていきます。

教授はもう一度、「この壺は満杯か？」と聞きます。

学生が「たぶん、違います……」と答えると、次に教授が取り出したのは、なんと砂でした。

砂でぎっしりと壺が埋まっていきます。

「この壺は満杯か？」ともう一度尋ね、最後に教授は、壺に水を注ぎました。


さあ、この話の教訓はなんでしょう？

どんなに忙しくても、最大限の努力をすれば、予定を詰め込むことはできる……ということを伝えたかったわけではありません。
教授が伝えたかったのは、「人生の優先順位」でした。

壺は、容量が限られています。
もしも一番最初に水を入れていたら、砂や岩を入れることはできませんでした。

私たちの人生も同じです。
誰もが、1日24時間。
容量は限られています。

その中身を、水で満たすのか、砂で満たすのか、岩で満たすのか……。
「なりたい自分」のイメージがあるなら、真剣に考えてみませんか？

企画書を書かなくてはいけなかったのに、メールチェックをしていたら、一日が終わってしまった。

子どもと遊ぼうと思っていたのに、家事に追われていた。

こんなふうに、細々とした用事をすませていると、あっという間に1日が終わったという経験はありませんか？

あなたにとって、本当に大切なことに目を向けていないと、私たちの壺はすぐにいっぱいになってしまいます。

まずは大切なことから、壺の中に入れていきましょう。

POINT

いつも、一番大切なことから取りかかる

大切なのは人格やで。
ふさわしい人間になったら、
勝手に夢や成功が寄ってくんねん。

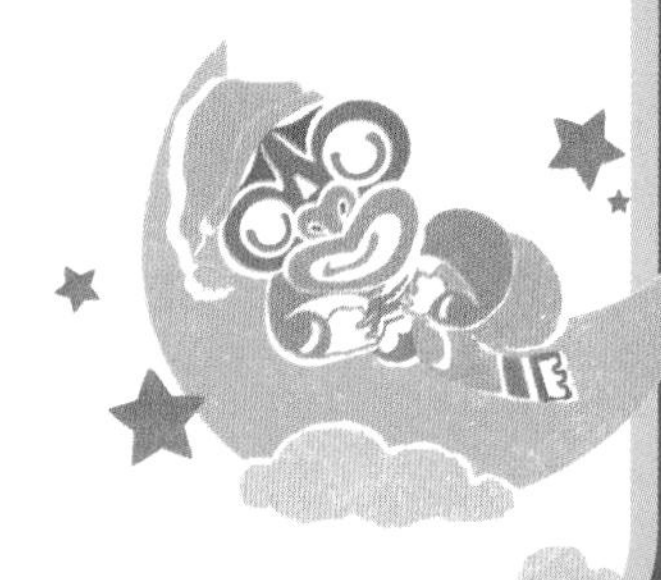

大企業の社長や大富豪はみんな、穏やかで、驚くほど腰が低く、寄付を習慣にしている傾向にあります。

この共通点は、おかしなことではありません。

成功して、たくさんの人を率いていくには、人望が必要です。

そのためには、そういう人格にならざるを得なかったんです。

どんなにお金を稼いでいても、大きな家に住んでいても、ある日突然失ってしまうことがあります。

でも、人格はなくなりません。素晴らしい人格を持っていれば、またたくさんのモノを手にすることができるでしょう。

大切なのは、モノを手にする過程で「あなたがどんな人になったか」なんです。

POINT

人もモノも「素晴らしい人格」に集まる

失敗？　そんなもんないねん。
それは途中でやめただけやねん。
種を探してまた挑戦することや。

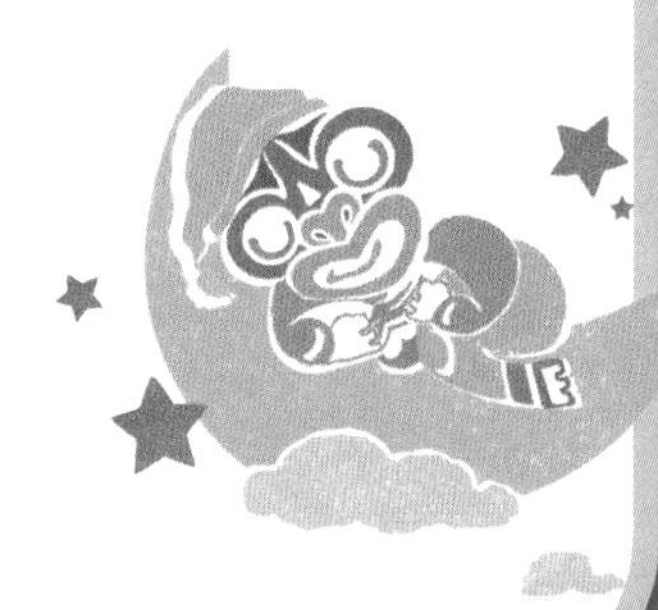

人生に「失敗」というモノはありません。
あるとしたら、「一時的な失敗」です。
そして、どんな一時的な失敗にも、必ずそれに見合う成長の種があるんです。
一度三振しても、原因を振り返れば、次はホームランを打つことができます。
ただ、そのための種は見つかりにくいところに隠れているかもしれません。
根気強く探してその種を見つけ出すのか、諦めてしまうのか……。
そこが「失敗」と「成功」との分かれ道です。
人生に「失敗」があるとしたら、それはあなたが何かを諦めたときだけです。
一度の三振で諦めますか？
それとも、種を探して、ホームランを狙いますか？

POINT

一時的な失敗も、成長に変えることができる

流れ星に願うと
叶うっちゅーのんはホンマやで。
四六時中考えてたら、自然と叶うねん。

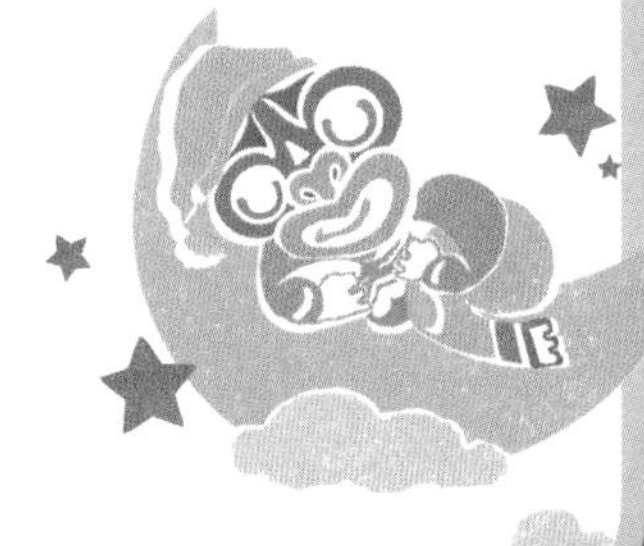

「流れ星に願いを3回唱えたら叶う」――。

これ、おとぎ話ではありません。

脳科学的にも根拠のある話です。

試してみたことがある人ならわかると思うのですが、流れ星はものすごいスピードで流れていくので、一度でも願いごとを言うのはなかなか難しいもの。

それを3回……ほぼ無理かもしれません。

それでも3回唱えるというのは、常日頃から繰り返し願いごとを考えているということです。

「好きな場所で好きな人と暮らす！」

流れ星に唱えられるほど願いが染みついていたら、無意識が必ず叶えてくれます。

POINT

とっさに出てくるほど、いつも意識する

66

迷ったら、直感で決める！

自分を信じることや。
直感に従え！
それが〝心の声を聞く〟ってやつやで。

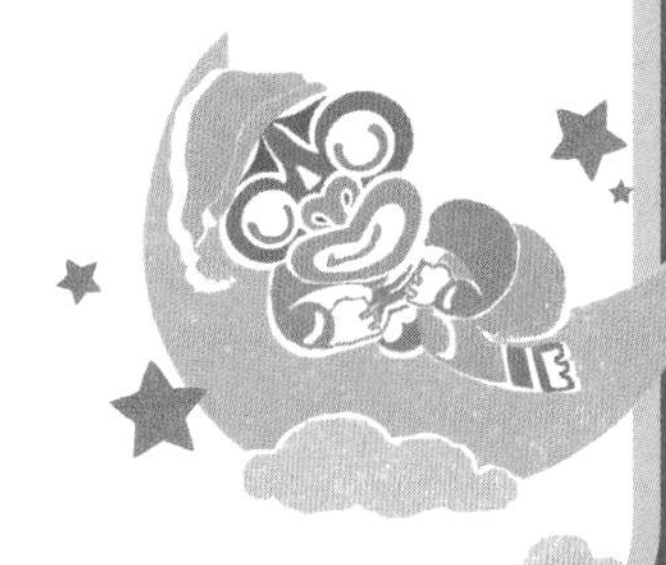

人生に立ち止まって、一歩踏み出せない――。

そんなときは、直感を信じてください。

直感の正体は、「無意識」です。

私たちは、「無意識」では何をすべきかわかっているんです。

ただ、「意識」すると、つい余計なことを考えてしまいます。

本当は、夢を追いかけたい。でも、「周りの人に笑われるんじゃないか」「叶わなかったら恥ずかしい」と「意識」がブレーキをかけてしまうんです。

あなたの心は、あなたのやりたいことを知っています。

だから、直感を、自分自身を信じてみてください。

ピンときた道がいつだって正解です。

POINT

心の奥底では選択できている

夢を叶えるには、絶対的な法則があるんや。
それは、諦めないことや。
絶対にな。

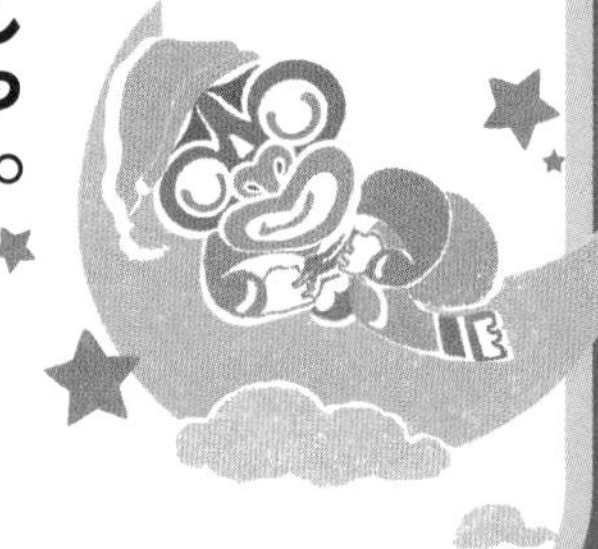

エジソンは、電球を発明するまでに1万回失敗したと言われています。でも、彼はそれを「失敗」とは言っていません。

「1万通りのうまくいかない方法」だと話したそうです。

なんの障害物もなく、まっすぐゴールへたどり着くことはほぼ不可能でしょう。多かれ少なかれ、何らかの壁が現れるはずです。

そのときに、「この壁は越えられない」と歩みを止めてしまうか、少しずつでも壁を越えようと努力をするのか……。壁があったら、休憩したっていいんです。

ただ、諦めないこと。

夢を叶えられるかどうかは、ただこの一点だけにかかっています。

騙されたと思って、やってみてくださいね。

POINT

粘り強くコツコツ続ける

5分でOK! 朝と夜の習慣で、もっと「なりたい自分」になる!

ここまで読んで、「具体的に何をしたらいいの?」というあなたのために、tikiオススメの人生を変える「朝と夜の習慣」をご紹介します。

朝と夜、それぞれ5つずつあります。

最初はひとつあたり1分でもかまいません。

大切なのは続けることです。毎日続けたら、人生が変わりますよ。

騙されたと思って、やってみてくださいね。

朝の習慣

一日のスタートである朝はとても大切な時間です。

心にも身体にもいいことをして、気持ちよく一日を始めましょう。

❶ 日光浴をする

目覚めたら、まずカーテンを開けて太陽の光を浴びましょう。

太陽の光には、
①「睡眠ホルモン(メラトニン)」の分泌を抑えて、気持ちよく起きられる

②「幸せホルモン（セロトニン）」を増加させて、前向きになるという2つの大きな力があります。

❷ 瞑想をする（34〜37ページ参照）

❸ アファメーションをする（72〜75ページ参照）

瞑想やアファメーションは、眠気が覚め切らない、ぼうっとしているときのほうが効果があると言われています

❹ 運動をする

運動には、心拍数を上げて身体を目覚めさせるというメリットがあります。20分ほどの散歩がオススメです。

❺ 読書をする

読書には、「この内容を活かせないか？」と思いながら1日を過ごせるというメリットがあります。もちろん朝でなくてもいいのですが、運動も読書も、気力と体力が十分にある朝だと習慣化させやすいです。

夜の習慣

夜は一日を締めくくり、明日の準備をする時間です。

いいイメージで一日を終えることができると、明日もいいスタートを切ることができますよ。

❶ 今日を終えたことを実感する

慌ただしく仕事や食事を終えて眠り、そのまま朝を迎える……。そんな毎日だと、脳はゆっくり休むヒマがありません。

なので、「今日が終わった」と脳に実感させて、リセットさせてあげましょう。

明日の洋服を準備したり、お酒を飲んだり、何か「今日の最後にする習慣」をつくると有効です。

❷ 感謝を３つ書く

身の回りの幸せに気づく練習です。

「健康でいられることにありがとう」「優しい友達にありがとう」「仕事があることにありがとう」など、毎日３つ書き出してみてください。

❸ 今日した親切を思い出す

人に親切にすると、幸せを感じるホルモンが分泌されます。
誰かのためではなく、あなた自身のために親切にする習慣をつくりましょう。

❹ 瞑想する（34～37ページ参照）

朝の習慣と同様、瞑想をして、眠る前に穏やかな気持ちになりましょう。

❺ 寝る前に自分に3つの質問をする

① 楽しかったことは？
② うまくできたことは？
③ 明日の楽しみは？

プラスのことだけを意識して、明日も前向きに過ごしましょう。

脳を正しく使えば、絶対に叶う　おわりに

ここまで読んでいただき、ありがとうございます。

読み進めていく中で、もしかすると、「あれっ、さっきも同じようなことが書いてあったかな?」と思うこともあったかもしれません。

それ、当たりです。

何かを本当に理解するには、一度読んだくらいではとても足りません。

だから、大切なことは繰り返しお伝えしました。

ここでひとつ、お話しさせてください。

t・i・k・iの夢は、〝世界平和〟。

平和な世界のためには、まずはあなたが幸せに過ごす必要があります。
それが叶ったら、あなたの大切な人たち。
そうして幸せの輪が世界に広がっていくことが、ｔｉｋｉの夢なんです。

「せやからみんなにお願いがあんねん。この本をしっかり学んで、大切な人に伝えていってほしいんや。あっ、プレゼントしてくれてもええで～」

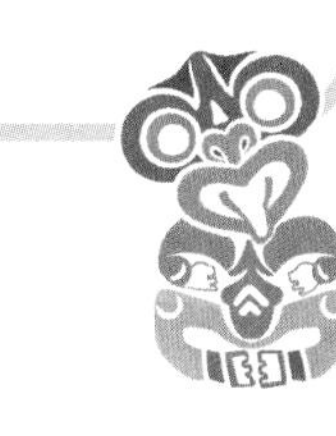

そうして、世界に一人でも幸せな人が増えたら、こんなにうれしいことはありま

せん。

最後に、ｔ・ｉ・ｋ・ｉの実体験をお伝えします。

「関わった人を一人でも多く幸せにしたい」と思って生きてきたｔ・ｉ・ｋ・ｉ。

あるとき、**「本ならもっとたくさんの人に伝えられるやん！」**と閃きました。

でも、本なんて書いたこともないし、出版社に知り合いもいないし……。

ただ、ひとつだけ確信していました。

「脳を正しく使えば絶対に叶う」

……そして、今あなたがこの本を読んでいるんです。

「ええか？　文才がない、人脈がない、そんなワシが本を出せたんやで？〝才能がな

い〟とか〝お金がない〟とか、いかに『やらん理由』をつくり出してるかわかるやろ？」

「〝今は〟ない」だけなんです。

あなたが必要だと思って、脳を正しく使えば、必要なモノは必ず手に入ります。

t・i・k・iがこの書籍を出版できたことが、その証拠です。

「今回の出版にあたって、関わってくれたすべてのヤツに感謝しかないわ。今読んでくれてるキミもそうやで。ホンマにありがとな」

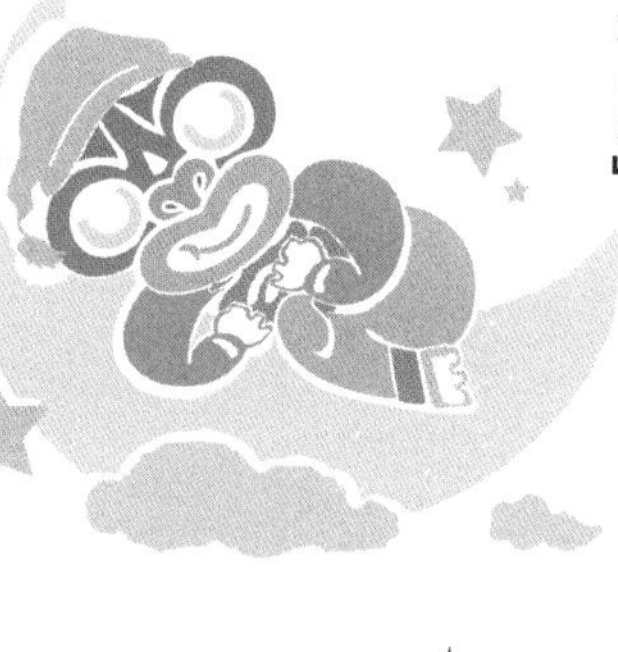

t・i・k・i

全知全能の“幸運の神様”tiki が教える
脳科学で、ふわっと「なりたい自分」になる方法

2021 年 12 月 15 日　　初版発行
2022 年 12 月 12 日　　4 刷発行

著　者……tiki
発行者……塚田太郎
発行所……株式会社大和出版
東京都文京区音羽 1-26-11　〒112-0013
電話　営業部 03-5978-8121 ／編集部 03-5978-8131
http://www.daiwashuppan.com
印刷所 / 製本所……日経印刷株式会社
装幀者……鈴木大輔・江﨑輝海（ソウルデザイン）
装画者……YUE11

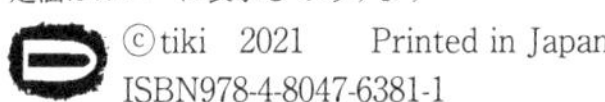

ISBN978-4-8047-6381-1